會吃是學問

總策劃◎周亞菲　作者群◎羅晶、夏毅、張莉

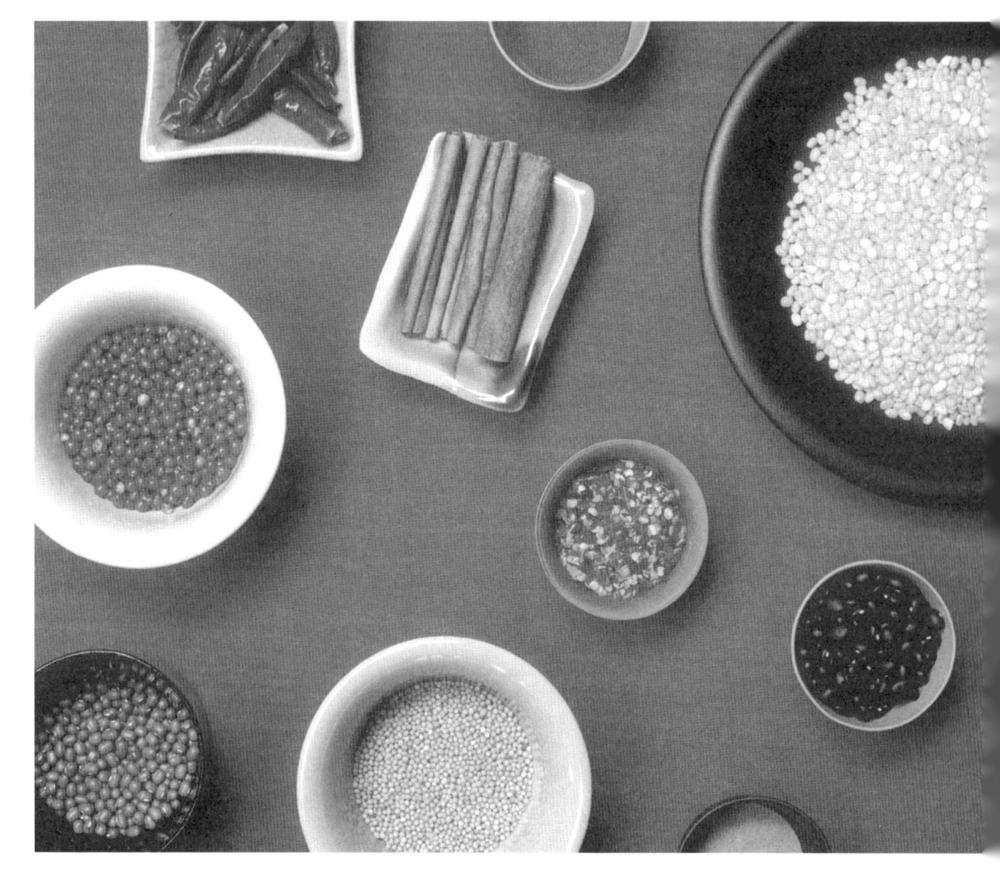

原書名：飲食養生

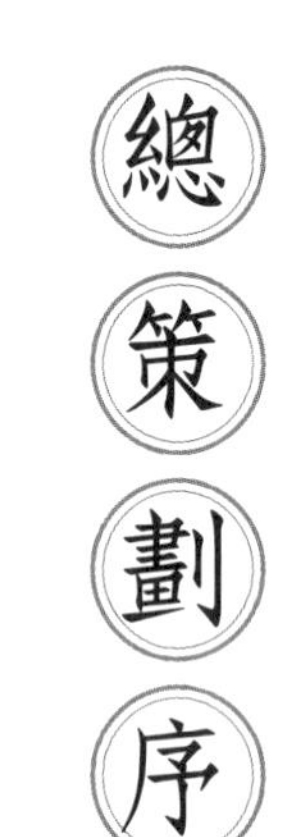

中國傳統中醫學除了運用青草藥物、針灸治療調整人體臟腑經絡平衡之外，尤其注重日常以養生來預防疾病，從而達到健康目的。早在《黃帝內經》中就提出「虛邪賊風，避之有時；恬淡虛無，真氣從之；精神內守，病安從來」的防病觀念。疾病的發生與自然界氣候變化有著非常密切的關係。而病與不病的主要關鍵，卻在於人體虛與不虛。因此預防疾病不僅要避免外來的致病因素，更重要的是如何保養體內正氣，達到養生的目的，形與神俱，終其天年。

調養精神　《素問．陰陽應象大論》說：『「怒傷肝」、「喜傷心」、「思傷脾」、「憂傷肺」、「恐傷腎」。七情過度，精神過用，可以傷神，以至形體損傷。』《素問．上古天真論》云：「外不勞形於事，內無思想之患，以恬愉為務，以自得為功，形體不敝，精神不散，亦可以百數。」要求我們少思寡欲、胸懷寬廣、樂觀，以避免過度的精神刺激，使精神始終保持正常狀態，從而使神明而形安。

適宜的生活規律　《上古天真論》中說：「食飲有節，起居有常。」飲食不節可以傷形，即「形食味……味傷形」；起居失常也可以傷形，即「暮而收拒，無擾筋骨，無見霧露，反此三時，形乃困薄」；房事不節，尤能耗傷精血致形敗神傷。因此我們不可暴飲暴食，過食肥甘厚味，不可房勞過度。要有適宜的生活規律，達到「正氣存內，邪不可乾」。

勞逸適度　《素問・宣明五氣論》中有「久視傷血，久臥傷氣，久立傷骨，久行傷筋」之說，疲勞過度會影響健康。然而，不勞動同樣會影響健康。華佗說：「人體欲得勞動，但不當使極耳。動搖則氣穀得消，血脈流通，病不得生。」說明適當的體力運動，不但能夠鍛煉體格，使精神充沛，而且有預防疾病的積極意義。

除了以上三點外，還有就是避其邪氣，也就是避免外邪對形體的損害。還應運用氣功強身。氣功具有舒利筋骨、強身健體、充實精力的功效，起到正氣存內、精神內守等良好作用。

緣於以上中醫學的核心，我們特別精心規劃了《老中醫不傳的食療秘方》、《想活就要動》、《老中醫不傳的藥膳食譜》、《會吃是學問》、《老中醫的養顏秘方》、《練氣》等書，內容涵蓋了中醫學的所有養生智慧。

這些書不但有科學的實證理論，而且對於身心疾病的預防、治療、保健和功效上皆有諸多的實用價值，更重要的是可以幫助家庭中每個成員在日常生活中輕鬆達到養生防病的目的。

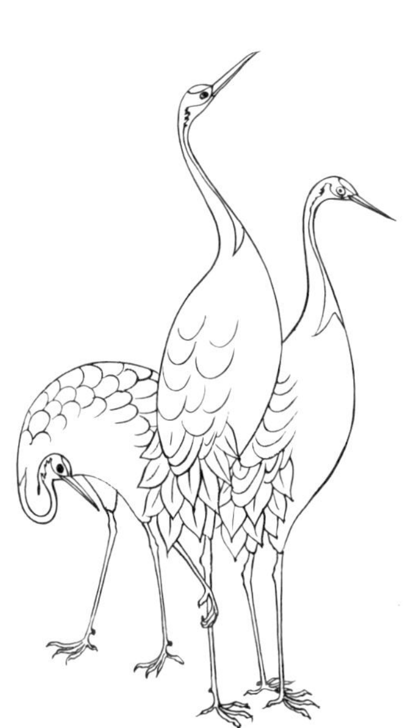

序言

常言道：藥補不如食補。所謂食補，就是通過調整飲食補養臟腑功能，促進疾病的康復。某些食物配合藥物可以促進病體的康復，這都可稱為食養，也就是飲食養生的意思。如果應用食物治療疾病，則稱為食療或食治。我國醫學巨著《黃帝內經》將飲食養生置於一個極為重要的地位。它總結提出飲食養生的基本原則是「謹和五味」與「飲食有節」，所謂「謹和五味」就是要根據各種食物不同的屬性入胃，各歸所喜。故酸先入肝、苦先入心、甘先入脾、辛先入肺、鹹先入腎。五味調和，則五臟得養，五味不調，則五臟得傷。這些都是從養生學角度總結的經驗之談，以後也成為中國飲食養生的基本原則，飲食養生法推崇給老人，當歸功於唐代大醫學家孫思邈，孫氏擅長治療老年病。他以為，老年病的治法應當首重飲食，因為食能排邪而安臟腑、悅神爽志以資氣血。而藥性剛烈猶若御兵，藥勢有所偏助，令人臟氣不平，易受外患，所以半能用食平疔，適

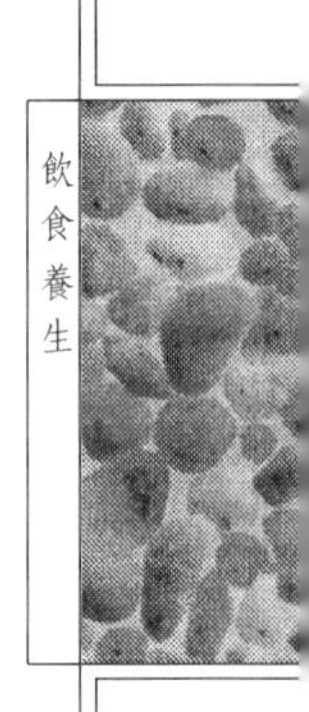

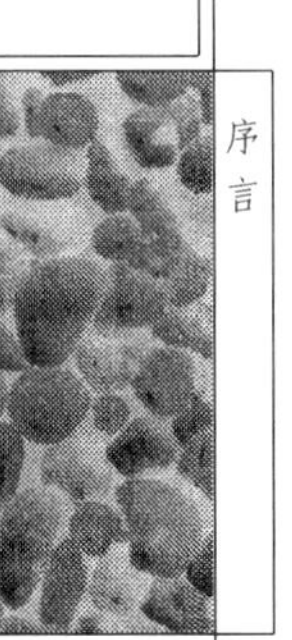

性遺疾者，可謂長工，長年餌老之奇法，極養生之術也。明、清兩代以後，有關飲食養生著作層出不窮，理論和方法更臻完善，受到普遍重視。總而言之，中國古代之飲食養生源遠而流長，累積了極為豐富的方法內容，堪稱世界飲食文化中的殊寶奇葩，它對於無論是過去、現在和未來的人類發展均有巨大的實用價值和開發價值。飲食具有益壽延年、抗衰防老作用，是歷代醫家十分重視的問題，通過飲食或藥膳的調養來補益人體之精氣神明，調整內部的陰陽五行關係，使人體內部系統和器官功能協調平衡，進而達到健康長壽的目的。古人云：「民以食為天」，的確，在人類所面臨的一切問題之中，沒有什麼比飲食更為重要、更令人所關注的了，中國傳統的飲食養生並非只為求口腹之樂、玉盤珍饈、色、香、味之感官快感，而主要在於實實在在的養生健身和長壽價值。相信普及這些養生飲食以及將這些飲食養生原則方法推向社會乃至全世界，將是十分科學而有意義的。

目錄

5 五穀雜糧利用廣……57

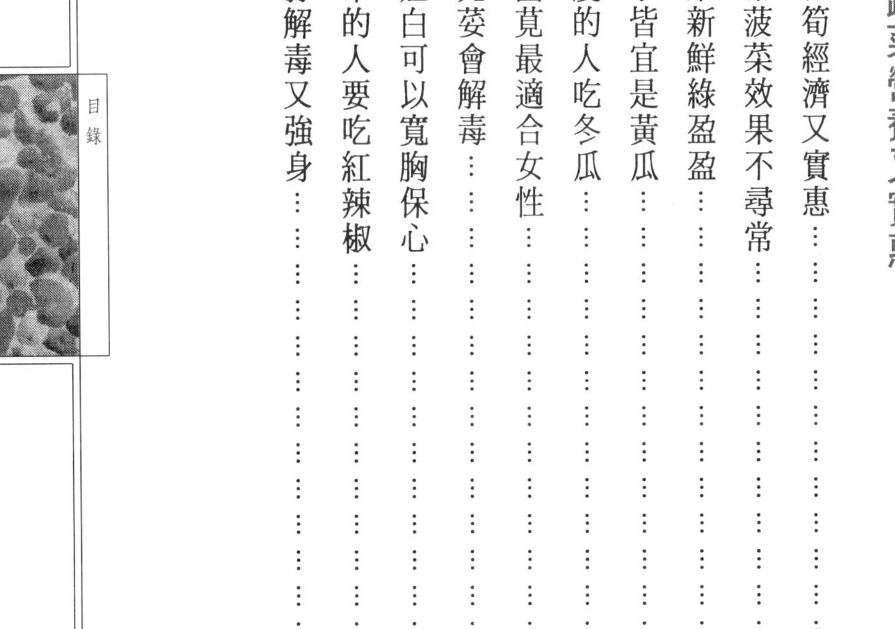

6 蔬菜營養又實惠

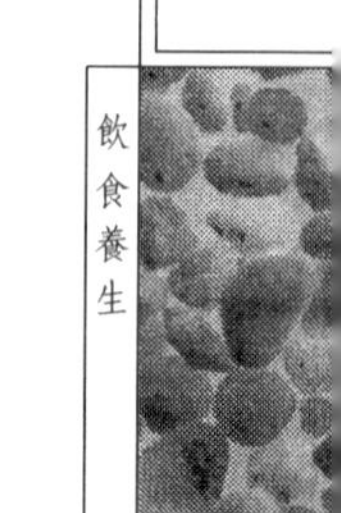

（本書列舉中醫專業術語共二十個，於書頁二三七至二四五頁，以提供讀者參考、查閱）

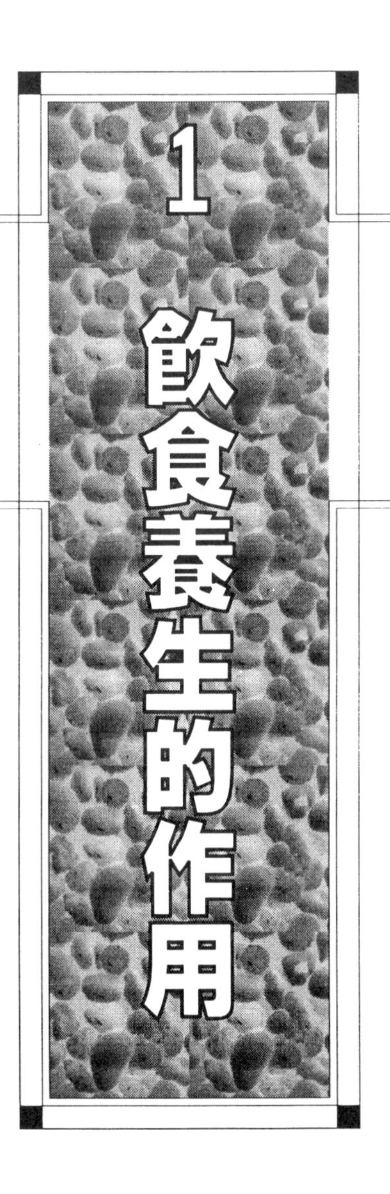

1 飲食養生的作用

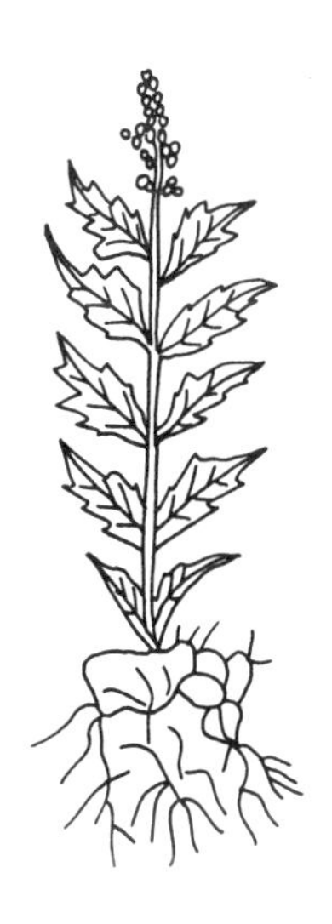

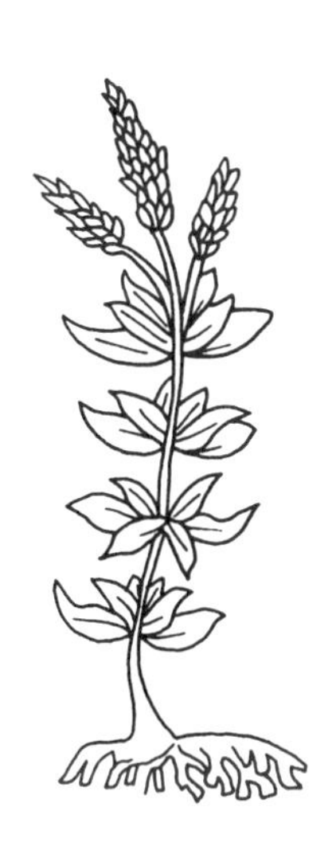

安身之本必須靠食物

◇現代科學認為，食物的營養是人體所不可缺的

人們常吃的食物有米、麵、薯類；魚、肉、禽、蛋、大豆類；蔬菜、水果類；奶及奶製品類；脂肪類。這些食物都能使人體得到營養，並提供一定的能量，以維持正常的生命活動。據現代科學研究分析，食物中的營養成分主要分為碳水化合物、蛋白質、脂肪、礦物質和微量元素、維生素、水、纖維素等，而各種營養成分對人體的作用又是不相同的。

碳水化合物是多醣、蔗糖、麥芽糖、乳糖、葡萄糖的總稱，是供給熱量的主要來源，食物中的碳水化合物主要來源於米、麵及薯類。蛋白質是由各種胺基酸組成的，它是構成人體各種組織不可缺少的物質，能維持體內正常代謝和各種生理功能，能補償或修復組織蛋白的消耗，能增強對疾

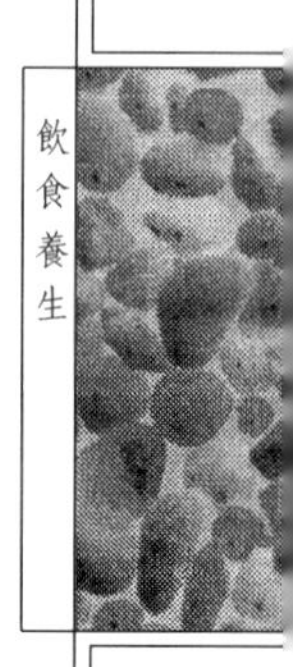

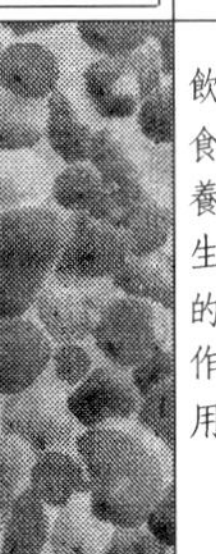

病的抵抗力，蛋白質主要來源於動物性食品和豆類。

脂肪給人體提供豐富的熱量，能保護人體皮膚的健康以及神經末稍、血管、內部器官，能固定內臟器官的位置，促進脂溶性維生素的吸收，對人體起著重要的作用。脂肪又分為飽和脂肪和不飽和脂肪，前者主要存在於動物性食品中，後者主要存在於植物油類中。

礦物質和微量元素是維持人體正常生理機能、促進機體代謝的重要營養素，它包括鉀、鈉、鎂、鈣、磷、鍺等元素。

維生素是人體所必需的，但人體本身不能自己合成，必須靠食物供給，它可分為脂溶性維生素A、D、E、K和水溶性維生素B_1、B_2、C、B_{12}等。水不僅是人體維持生命不可缺少，也是其它許多營養素的媒介。纖維素能促進胃腸道蠕動，增加消化液分泌，有利於防止便秘及減少有害物質的吸收，具有預防結腸癌等作用。

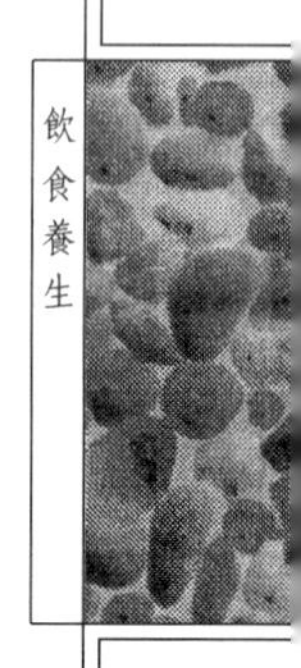

◆中醫學認為「安身之本必須靠食物」

中醫學認為食物滋養人體五臟，一種是通過食物五味分入五臟，另一種是以臟補臟，即以動物的臟器來補益人身的臟器。五味分入五臟主要是認為食物的五味對臟器的作用各有不同，人們應全部兼顧，不應偏嗜某味的食物，以保證人體獲得全面的營養，使五臟各得其養，達到營養的平衡。

再有滋養五臟就是以臟補臟，通過服食物的臟器，達到補益臟器的作用，如吃腦養腦、吃肝補肝、吃心養心。以臟補臟，大多以豬、羊、猴的內臟來補益，這是因為豬、羊、猴的內臟組織結構基本上與人的內臟相似，這種功用即歷代醫家所稱的「同氣相求」。

飲食滋養人體，使五臟堅強，筋肉強健，血脈充實，生命得以正常延續，所以戰國名醫扁鵲提出「安身之本必資於食」。

充實氣血以防外邪侵入

◆中醫以為「正反氣存內，邪不可干」

古人云：「正氣存內，邪不可干」，又說：「邪之所湊，其氣必虛。」明確提出人體正氣旺盛，臟腑功能健全，氣血充沛，則疾病無從而生，人體可健康、長壽。

病邪一旦侵襲人體，產生疾患，則使體內正氣虧虛，臟腑功能失調，氣血乏源。所以正氣旺盛與否，是能否抵抗病邪的關鍵所在，只有正氣旺盛，才能祛邪外出或邪不可干，而充分合理的飲食營養，保證了體內的正氣旺盛，從而直接或間接施治於疾病。

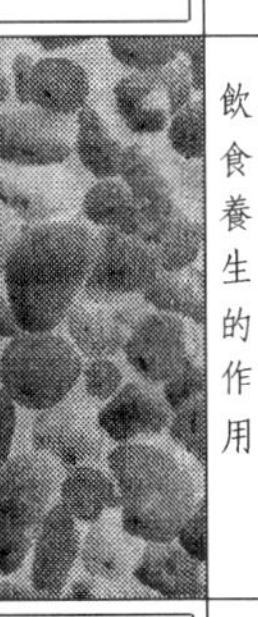

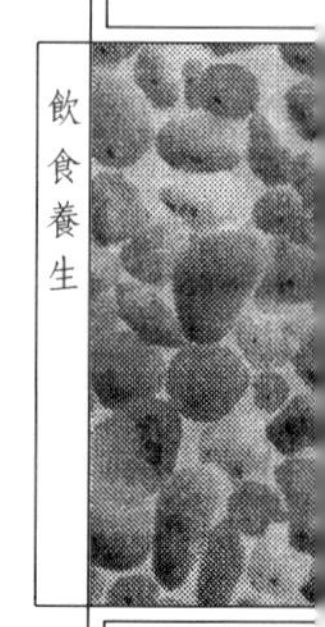

◇飲食滋養得當，氣血旺盛

人體需要得到飲食的不斷供給，以保證五臟調和，氣血充沛，生命活動才能正常進行。

人體的氣，來源於父母的先天精氣，飲食物中的營養即水谷精氣，以及存在於自然界中的清氣。在氣的生成過程中，雖然離不開肺、脾、腎三臟的綜合作用，但脾胃運化水谷的作用大為重要。

因為人在出生以後，必須依靠脾胃將飲食物進行消化、吸收，把其中營養轉化為水谷精氣，維持人體生命活動，而且先天的精氣也必須依賴於水谷精氣的充養，方能發揮其效益。故《黃帝內經》以為：「人受氣於谷」。

血是構成人體和維持人體生命活動的基本物質之一，對人體具有很高的營養和滋潤作用。古人曾云：「中焦受氣取汁，變化而赤，是謂血」，充分說明血是飲食物經脾和胃的消化吸收而轉化生成的，且飲食的營養是否得當，脾胃運化功能的強弱與否，直接影響血液的化生。

由此可見，氣、血都是由飲食滋養而生成的。飲食調養充分得當，就可使氣血充沛，五臟功能健全，則人體生機盎然，正氣旺盛，生命正常延續。

◇飲食滋養得當，防病治病

飲食不僅可以補養氣血，使正氣旺盛，抵抗疾病的侵襲，而且由於飲食五味的不同，發揮其特異性，都可以對不同的疾病產生防治作用。在中醫歷代醫籍中多有記述。

現代醫學研究也證明，缺乏某些食物成分，會導致疾病。如缺乏維生素A可引起夜盲，而動物肝臟中含量豐富，故可防治。缺乏維生素C可致壞血病，而蔬菜中富含維生素C，故可防治。缺乏維生素B_1會導致腳氣病，而維生素B_1是麥麩、穀皮的主要成分，故食用可防治。癭即甲狀腺腫，是由於缺乏碘而引起的，海藻、海帶中含量豐富，故多食也可防治等等。

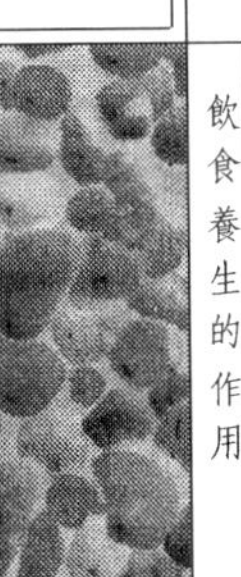

食物治療功效獨到

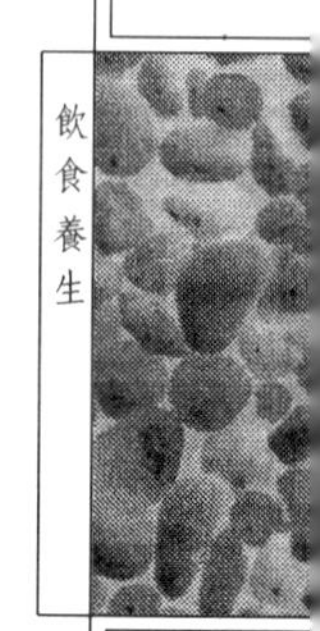

◆飲食不僅果腹，且具有藥用價值

自古就有「民以食為天」的說法，飲食是人們生活中的頭等大事，明代李時珍也認為「飲食者，人之命脈也。」更說明了飲食營養對人的重要性。

飲食不僅可使人果腹充飢，對人體具有營養作用，而且經過歷代醫家的不斷摸索和生活實驗，已充分證實許多食物還具有藥用價值，可用以預防和治療疾病，故有「藥食同源」之論。

◆中醫學認為，「以食平疴安臟腑」

食物與藥物都有治療疾病的作用，但食物較之藥物，取材便利，一般

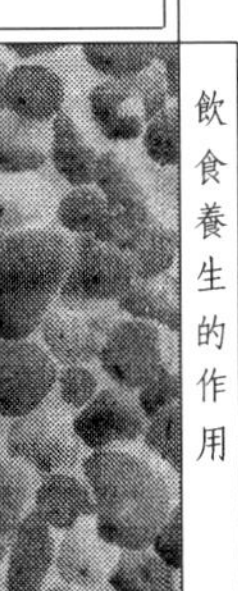

無毒安全，但食物是人們每天都要食用的，因此比藥物使用更為廣泛。

食物不僅能補養氣血，滋養臟腑，而且能祛邪治病。如生薑是一種常用的調味品，其氣味辛辣，可去除菜中的異味，增加食欲，人們在日常生活中也常用生薑來治療疾病。

如受涼感冒或胃寒隱痛時，以生薑、紅糖煎湯代茶飲用，可祛除外來感受的風寒；溫中散寒止胃痛。對於暈車、暈船嘔吐和孕婦嘔吐，以生薑擠汁滴於舌面可立竿見影；對於斑禿，以新鮮生薑切片搽患處，一日數次，能使毛髮再生。

再如馬齒莧是遍地生長的一種野菜，洗淨煎湯飲，可治療急慢性泄瀉，小兒喜愛游戲，常在戶外追逐玩耍，皮膚上易長丘疹，以馬齒莧煎湯洗浴1～2次，即可止癢消疹等等。可見，食物治療疾病，不僅有效，而且取材簡便，用之方便。

食物治療疾病，不僅單用，還常和藥物配用。如甘麥大棗湯，以取甘草少量煎湯取汁，和小麥、大棗同煮，每天早晚各食一小碗，對於心脾兩

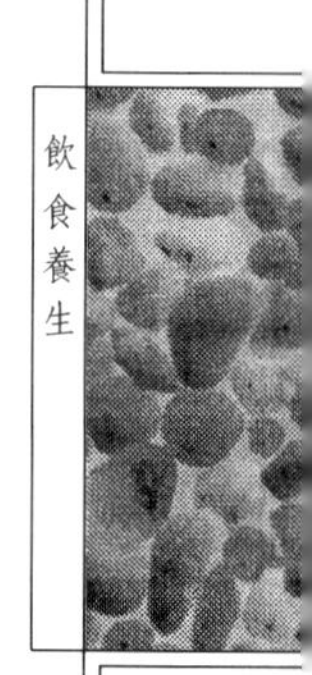

虛、情志不遂的鬱鬱寡歡、煩躁不安等症，可收養肝寧神解鬱之效。

◆現代醫學認為，食物具有多種治療效用

現代醫學經過大量的科學研究和臨床驗證，也認為食物具有治療作用。如大蒜被視為天然的抗生素，可治療細菌等引起的痢疾、腸炎等病。芹菜具有明顯的降血壓作用，蘑菇有降脂、抗癌作用等等。

又如李時珍在《本草綱目》中也載有服食胡麻即即芝麻，使人長壽的事例。有位叫魯女的以胡麻當飯吃，堅持八十餘年，九十歲時還和青少年一樣滿面紅光，皮膚細嫩，每天可走三百里路，並能追上獐鹿。中醫認為芝麻有滋補肝堅，延年益壽之效。

現代科學研究也證明，芝麻含大量不飽和脂肪酸、葉酸、卵磷脂、維生素E等，有降血糖、降膽固醇，防治動脈硬化的作用，維生素E還具有顯著的抗衰老作用。

食物的性質一般均較藥物平和，故平時應經常有選擇性地食用，無病

可防病，有病可治療，並能起到延年益壽的作用。

◇飲食調養強脾胃

如上所述，脾胃在人體既然有如此重要的作用，應當如何注意才能保護它的功能正常呢？概括地說，既要防止脾胃受損傷，又要增強脾胃之功能。要達到這一要求，應注意內、外兩方面的因素。

外在因素是指飲食物、飲食必須適合胃氣。內在因素就是脾胃自身的功能活動正常。若脾胃虛弱者，則應先恢復脾胃的功能。

而保持脾胃自身的功能健全，就要在平時注意飲食的三宜，即「食宜軟、食宜暖，食宜細嚼緩咽等」。另外，飲食營養的攝取，若不顧脾胃的功能如何，而只片面強調補益，這樣不僅得不到補益的功效，有時往往適得其反。因補益的物品如牛奶、雞蛋、蜂蜜以及雞、鴨、魚、鱉等雖然營養豐富，但消化比較困難，相反地會加重脾胃的負擔，更妨礙了脾胃的功能活動。

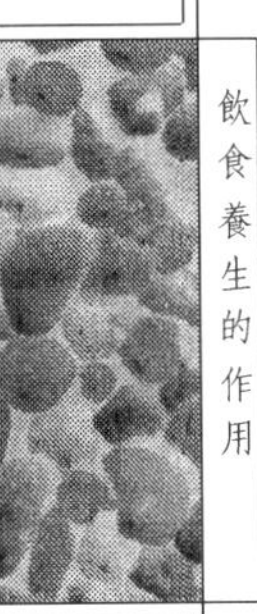

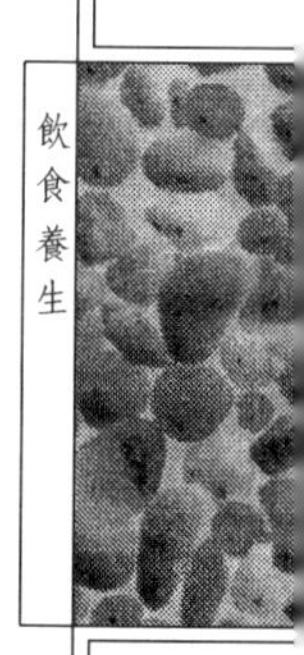

補腎健脾長年無病

◆防衰抗老，調脾腎

那麼究竟怎樣才能長壽、抗衰老呢？中國醫學認為腎氣虛衰，脾運失健是衰老的重要原因。腎氣充實，人就處於生機勃勃的青壯年；腎氣虛衰，人就逐漸衰老，表現出髮掉齒落的老態，並且人體抗邪能力會不斷下降，疾病叢生。

腎臟是「先天之精」，為臟腑陰陽之本，生命之源，故有腎為人體「先天之本」之說。腎主藏精，司生長、發育、生殖之職，精氣也是構成人體的基本物質，是人體生長發育及各種功能活動的基礎。

腎所藏的精氣包括「先天之精」和「後天之精」。「先天之精」是稟受於父母的生殖之精，與生俱來；「後來之精」是指出生以後，來源於攝入的飲食通過脾胃運化而生成的水谷精氣。

「先天之精」與「後天之精」的來源雖然各異，但二者同歸於腎，相互為用。「先天之精」有賴於「後天之精」的不斷培育和充養，才能充分發揮其生理效應。

故而可說，脾運健旺，使「後天之精」不斷產生，而「先天之精」不斷得到培養，則腎精充實，盡終天年，另外，腎氣盛衰還可影響其他臟腑產生疾病，故防治衰老，應以補腎為主；脾為「水谷之海①」，氣血生化之源，全身臟腑賴其榮養，故人體盛衰，體質強弱，與脾運關係密切，所以健脾也是延年抗衰的必經之路。

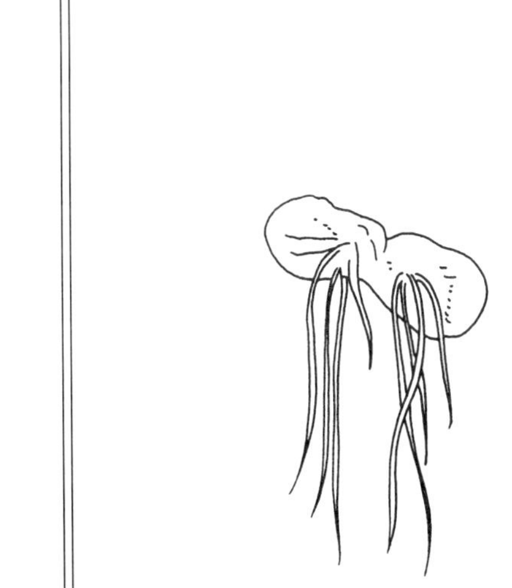

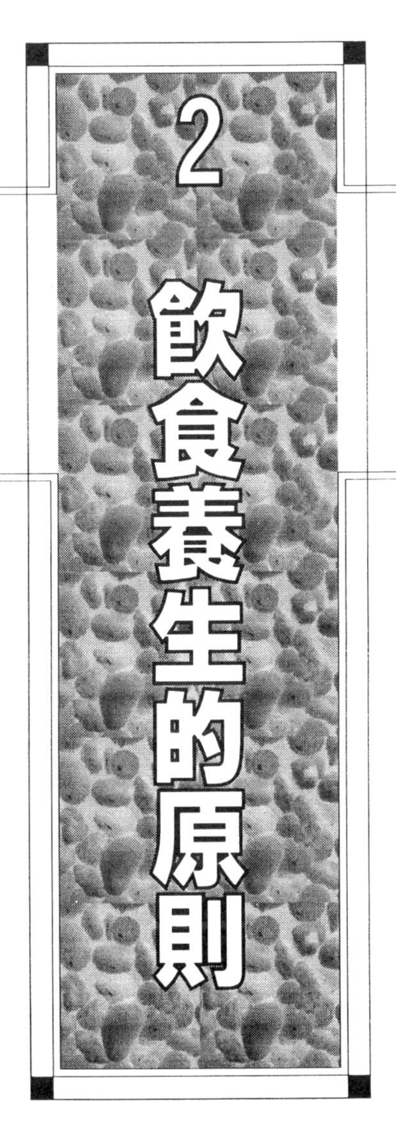

2 飲食養生的原則

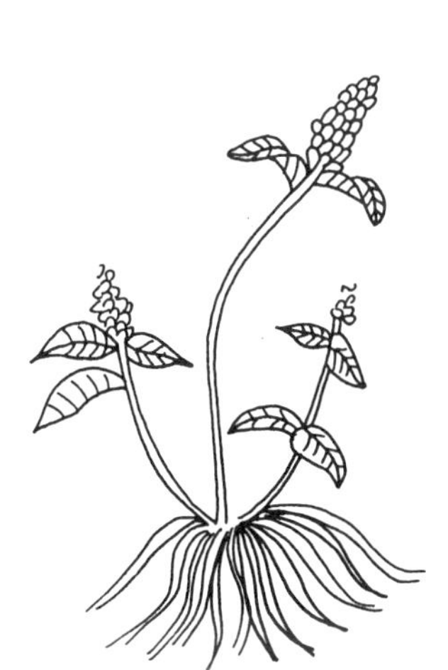

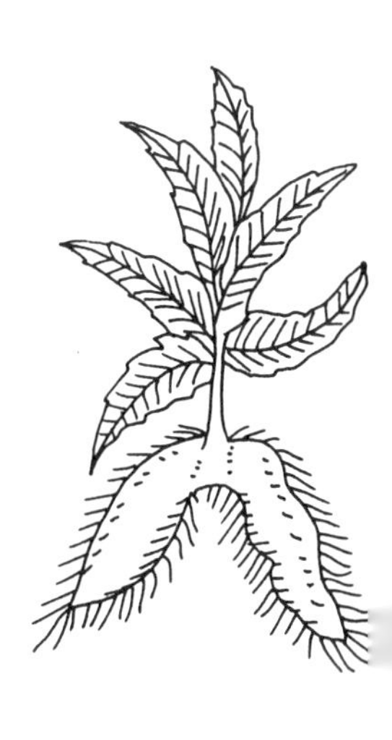

均衡飲食，合理調伍

◆飲食宜全面均衡

二千多年前，《黃帝內經》就為人們設計了一份合理的食譜，「五谷為養，五果為助，五畜為益，五菜為充，氣味合而服之，以補精益氣。」這份食譜以五谷為主食，水果、牲畜、蔬菜為副食，食品齊全，且配制合理，是一份科學的食譜。可見飲食應全面均衡。古人早就倡導，也即是現代所謂「平衡飲食」。

調配平衡飲食，可以全面地、以理地利用不同飲食物中的營養物質，使機物需求得到供應，健康得以保證。

◆現代科學研究表明，多種食物含有不同的營養成份

人是需依賴食物生存的，人們常吃的食物共分五大類：第一糧食和薯類，主要供給人體碳水化合物、澱粉；其次是蛋白質、無機鹽和維生素、粗纖維；第二魚、肉、禽、蛋、大豆類，主要提供優質蛋白質和脂肪，也供給一部分無機鹽和維生素；第三蔬菜、水果類，主要提供維生素C、胡蘿蔔素，無機鹽和粗纖維；第四奶及奶製品類，主要提供維生素、鈣、優質蛋白質和脂肪；第五脂肪類，指一部分純粹的動物油和植物油，是供給能量的重要來源，也是促進脂溶性維生素吸收的不可缺少的物質。

從以上分析可表明，各類食物中的蛋白質、脂肪、碳水化合物、礦物質、維生素等營養成分的含量是各不相同的，而各種營養成份對人體也具有不同的作用。調配平衡飲食的目的是為合理利用不同種類食物中的蛋白質、維生素、無機鹽、脂肪、碳水化合物，以提供足夠的能量，保證人體正常活動的需要。

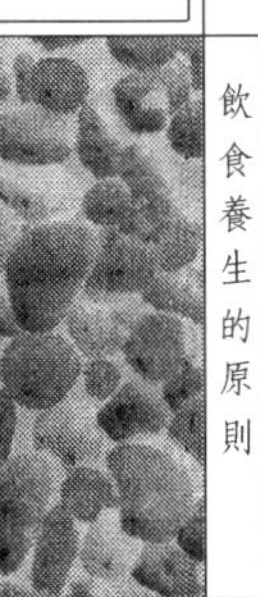

◇五谷相雜，粗細結合

一般來說，以米、麵為細糧，高樑、玉米、紅薯、大麥等為粗糧，有人認為粗糧營養差，不易消化，不好吃，不願意食用，但從營養學觀點來看，細糧的營養價值不高，而粗糧的營養價值反超過細糧。現代的營養學家曾作過測定，同樣500g糧食，供給熱能較多蛋白質含量較高的是小麥麵，其次是小米、玉米和高粱，而稻米、白麵最低。小米、玉米中的鈣相當於稻米的2倍，鐵為3～4倍；蕎麥麵、小麥麵含鈣要比精白米高3～7倍，比精白麵高2～3倍，而含鐵量則相當於大米，白麵的4～8倍，故主食中不應棄粗取細，應粗、細結合，五穀相雜，以發揮糧食的最大營養價值，滿足人體的需求。

現在人們營養價值觀念普遍存在一個誤區，認為只吃精白米、精白麵才能獲得最佳營養。其實，沒有經過精加工的糙米的營養價值還比精米豐富。古人吃的大米都是糙米，歷代醫書都肯定了糙米的作用。如《本草綱

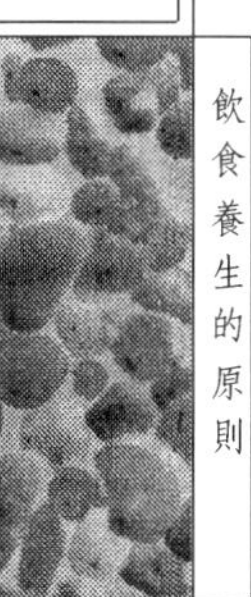

目》中認為糙米具有「和五臟，好顏色」的妙用，就是說常食糙米，不僅可以安和五臟，去病延年，還能潤澤容顏。精米在唐代出現，這時經濟發達，有些人開始吃精白米，結果卻得了一種病症。唐開元年間，陳藏器的《本草拾遺》中指出：六食精米，「令人身軟，緩人筋也」這是由於精米的加工過程中，把含有大量寶貴營養成份的米糖和胚芽全去掉了，只留下了胚心，而胚心提供的主要是澱粉。據研究分析，每一〇九糟粕胚芽中竟含有蛋白質3g，植物性脂肪1.2g，豐富的維生素、菸鹼、葉酸和人體必需的鋅、鎂、鐵、磷等微量元素。米、麵加工碾磨得越精細，營養就會喪失得越多。所以長期食用精米，人們就因營養不足而患「精米病」即「腳氣病」。故善養生者，宜棄精取糙，即多食糙米。

◆葷素搭配，以素為主

五果、五畜、五菜是副進攻，其中又以肉類為葷食、瓜果、蔬菜為素食。祖國醫學一向倡導副食宜葷素搭配，並以素食為主，並認為此以長壽

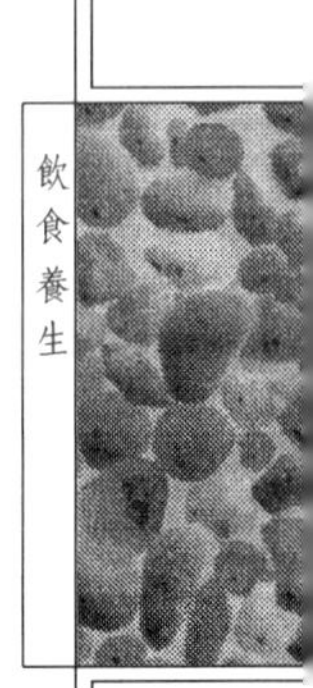

一塊。《黃帝內徑》中早有「膏粱厚味，足生大疔②」的記載，意思是說多吃肥厚油膩的食物，易引起癰③疽毒疱等疾病。據世界衛生組織統計，當前引起死亡最常見的原因是心腦血管疾病，這些疾病的發生均與血中膽固醇的含量過多關係密切，而血中膽固醇的含量與飲食中的膽固食物過多，膽固醇就沈積在血管壁上，引起血管壁彈性下降、管腔狹窄、動脈硬化、高血壓、冠心病、心肌梗塞、腦血管意外等心腦血管疾病由此產生。另外肉類在機體腸道中停留時間較長，易導致腸癌的發生。所以這些食物宜少吃，但也不能一點不吃。

多吃葷食固然不好，但也不能完全戒絕，應葷素搭配，因為動物肉類葷食，富含蛋白質和脂肪，它們含熱量不僅高，而且還是機體組織器官必不可少的營養成份，並可做為能源在體內儲存，以備機體急需。所以單純吃素，對身體是不利的。雖然也有長期吃素的百歲老人，但他們多是尼姑、和尚，從小就出家，身體已經適應了。如果原來吃肉，一下子什麼肉都不吃，反而打亂了體內平衡，人體得不到必需的營養物質，即便膽固醇減少了，而全身的狀況也更差了。祖國醫學強調整體論，不能顧頭不顧尾，而應葷素搭配，保證人體營養全面而均衡。

現代研究也證明瓜果蔬菜等素食較葷食含有更多的維生素和纖維素，屬低熱量的食物，對減肥的人來說尤其適宜。綠葉蔬菜和瓜果中的維生素C，可以預防動脈硬化提高機體抵抗力，還可防治腫瘤。素食中大量的粗纖維，又可促進腸道蠕動，保持大便通暢，預防便秘、腸癌等。瓜果蔬菜中的豐富維生素、無機鹽等也是人體所必需的，對保持人體內環境平衡，電解質代謝進一正常都有不可缺少的作用。新鮮的瓜果、蔬菜等食物的生物活性極高，是延年益壽的良好食物。

所以合理的菜餚，葷、素要配合適當，一般說，蔬菜的總量要超過葷菜的一倍或一倍以上，是最符合營養要求的。

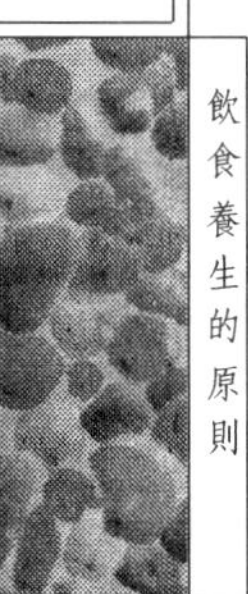

謹和五味，長有天命

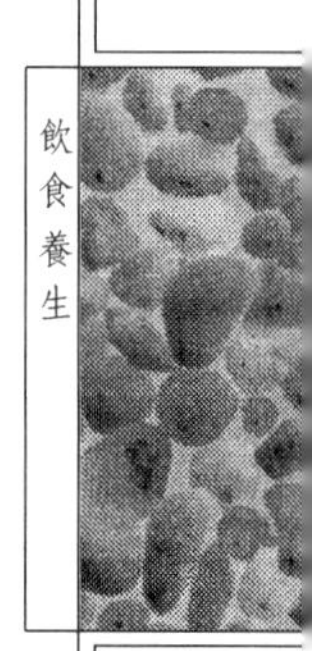

◆食有五味——辛、甘、酸、苦、鹹

祖國醫學認為食物皆有味，可分辛、甘、酸、苦、鹹五味。辛可發散，行氣血；甘能和中緩急止痛；酸可收固澀止瀉；苦能清熱瀉火燥濕；鹹能軟堅散結。食物因其五味厚薄不均，而各不相同，性能各棄。

◆五味分入五臟

五味功用相棄，對五臟所起的作用亦不相同。《黃帝內經》曾說過：「夫五味入胃，各歸其所喜，故酸先入肝，苦先入心，甘先入脾，辛先入肝、鹹先入腎。」就是說，飲食五味和五臟各有其親和性，某味先入某臟，從而有益無某臟。所以應當根據這種關係，適當選用飲食物，補益五臟。

如酸先入肝，酸性食物具有收斂的作用，而肝陽易亢，肝陽易虛，故適宜以酸味食物養肝斂陽。甘先入脾，甘味食物具有補脾和中，對於脾氣素弱，宜以甘味食品滋養。

◇五味太過傷五臟

五味雖各有所喜，能滋養五臟，但若長期偏嗜某味食物，就會產生積蓄，可能使某臟之「氣」偏盛，損傷內臟的功能，甚至能影響壽命。即「陰之所生，本在五味，陰之五宮，傷在五味。」如果味過於甘，反而會因甜滯礙脾影響脾胃消化吸收；味過於鹹，又會滲透傷腎。根據中醫五行學說，五味太過，不僅可影響本臟的功能，而且也會波及波克子臟的功能，如酸入肝，肝克脾，過食酸味則因肝強克脾，脾氣乃絕。所以以五味養五臟，應全面照顧，不應偏食。

大量的臨床實踐也表明，「五味太過傷五臟」，僅舉一例加以說明。

中醫一貫強調食鹽不可過量。人體過食的食鹽會影響體內電解質的平

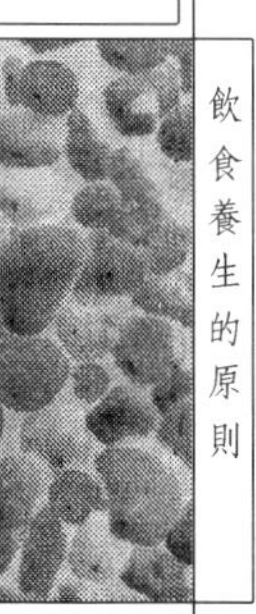

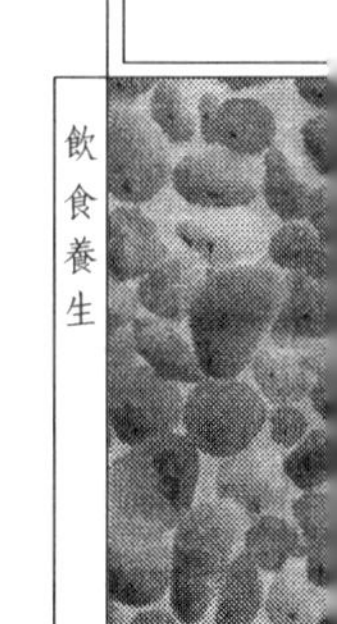

衡，引起神經、肌肉、心血管、消化、泌尿等系統的功能障礙。另外還發現，高血壓、動脈硬化、心肌梗塞、肝硬化、中風及腎臟病，均勻過量食鹽有密切的關係。因而時刻需要注意，吃鹽勿過量，尤其對患有肝、心、腎等疾病患者，更需提倡低鹽飲食。

◇五臟失和，五味相調

五味太過能傷及五臟，這是其消極的一面。從積極的一面來看，水各五味不僅能滋養五臟，且可借助食物五味來調整機體功能，達到治病祛邪的目的。

◇謹和五味長天年

從以上分析可看出，食物五味可分入五臟，並起滋養作用，若不能全面兼顧，有所偏頗，就會產生疾病，但若注意調整，不僅可健身，且可防治、治病。長期以來，歷代養生學家們均倡導「調和五味以養生」，注意五味調和，能使骨骼正直，筋脈柔和，氣血流通，毛孔固密。這樣，人體的健康就得到有效保證，體格才能強壯。如果人們謹慎而嚴格地遵守飲食養生法則，就會增長天命。

飲食有節，定時適量

◇暴飲暴食，變生疾病

古人早有「飲食自倍，腸胃乃傷」的說法，不主張進食過飽。飲食不知節制，恣口腹之欲，暴飲暴食，不僅有礙脾胃運化，且可致嘔吐、食積，腌痛等症狀。

現代醫學也以為，暴飲暴食，會使腸胃負擔加重，消化液分泌失調，引起消化不良，甚至導致急性胃擴張、酒精中毒、急性胰腺炎、胃穿孔等嚴重疾病。另外，經常多食、飽食，也會使血液過多集中在胃腸，而使心、

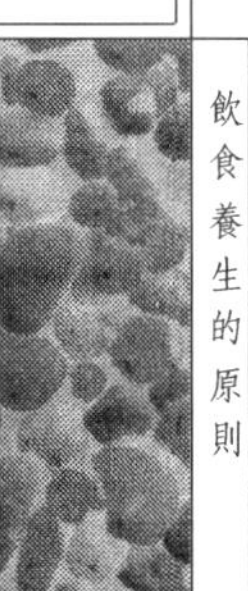

腦、腎等重要器官相對缺血，日久會導致疾病，促進衰老。

◇飲食有節，飢飽適中

暴飲暴食易致疾病，同樣飲食長期過少，也會造成營養不良，難以保證人體正常生命活動的需要，也會導致疾病，故而飲食需有節，有一定的限度。飲食有節，就是要求人們每日的飲食有一定的節制。根據各人的具體情況飲食定量，以做到「飢飽得中」，一則可保脾胃的運化功能正常，提高食物的利用程度，二則可減少疾病的發生，對節食、減肥也非常有益。

◇飲食定時，運化守律

飲食要有正常的規律，適當安排飲食的時間是非常必要的。飲食者若不能定時而隨意食用，特別是心童，零食不離口，使腸胃始終處於充盈狀態，一直在工作得不到休息，會導致胃腸功能減弱。長期如此，勢必食欲減退，造成營養不良，嚴重影響身體的健康。

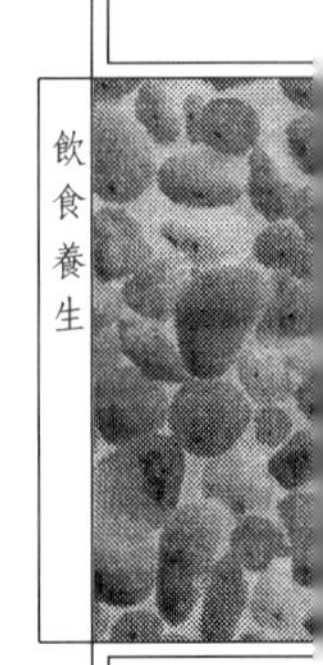

我國傳統的一日三餐制是符合科學道理的。進食定在早、中、晚，每餐間隔為4～6小時，和人體消化食物的時間是吻合的。食物進入胃中，一般素食約在胃中停留和傳遞需四小時，而內食約需6小時，然後由胃經十二指腸進入小腸。當胃中食物排至一定程度，便會產生飢餓感，便可再度進食。現代研究也證明，在這三個時間內，人體的消化功能特別旺盛。可見，定時進餐，不僅僅使腸胃脹弛有度，而且對食物的消化也是有利的。

◇飲飽八成，延年益壽

人們早就知道，僧侶和隱居者當中長壽者特別多，這與他們採取有節奏的、平靜的生活方式，尤其是飲食的定時與定量關係密切。通過大量的動物實驗，現代科學家們也認為限制飲食可以延長壽命。即每餐吃八成飽，在保證身體最基本需要的前提下，減少糖和脂肪的攝入量，減輕腸胃的負擔；與此同時，植物神經、內分泌和免疫系統因為機體處於半飢餓狀態而受到良性的刺激。這種刺激能有效地提高人體本身的調節功能，加強體內

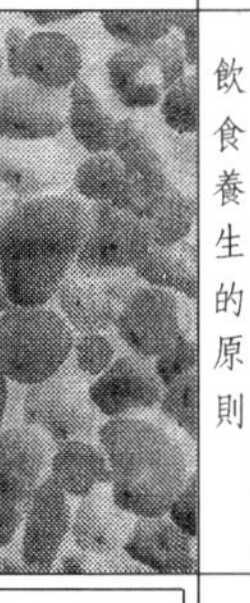

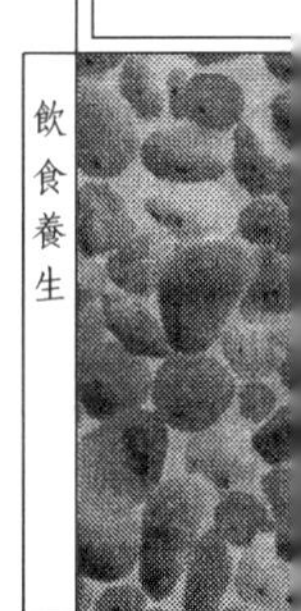

環境的均衡穩定，增強免疫力，平衡神經系統的興奮與抑制，結果使細胞保持旺盛，從而提高抗病能力，延緩衰老。當然提倡限食長壽，並不意味吃得愈少愈好，不然將會走向其反面。

順應四時，調攝飲食

◆飲食調養四時應

自然界有春夏秋冬四季變化的固有規律，人類為了生存，也必須適應自然界的四季變化，使其臟腑、氣血生化運行有序。歷代醫家早就注意到健康長壽的秘訣，並提出了「天人相應」的論點，認為人與飲食和四季變化都有各自的生、長、化、收、藏的特點，並據此利用飲食的性味特點來調整人體臟腑氣血功能，以補充人體的元氣，充實氣血，增強抗病能力，達到防病、治病的目的。

◇四季飲食須辨症

中醫學特別注意人體陰陽平衡「陰平陽秘，精神乃治」。用藥和用膳，道理一樣。四季的飲食調配，也須注意飲食的性味、特點和人體臟腑的虛實寒熱。人體虛弱就要補益，人體有病邪就要祛邪除病，也就是要調攝陰陽虛實，使臻「陰平陽秘」，人就可以無病而長壽。可見飲食的調攝法和藥物的應用法道理相同，都需要對證，目的都是調攝人體臟腑氣血陰陽平衡。要掌握的尺度分寸是「無虛虛，無實實」，「無太過，無不及」。就是說，四季用補、用瀉都要根據人和自然界的具體情況，虛弱的人就不要再人為地加重其虛弱，有實邪的實症病人也不要談補，人為地加重其實邪。瀉不可以太過，飲食補益也不可太過。用補用瀉要恰到好處，不論是飲食還是用藥，補與瀉用量和時間不足，不達到預期目的，用之太過也不能達到預期目的，而且「過猶不及」，四季進補也不宜太過。人們飲食不足可使臟腑陰陽不平衡，用補太過同樣會導致陰陽不平衡。

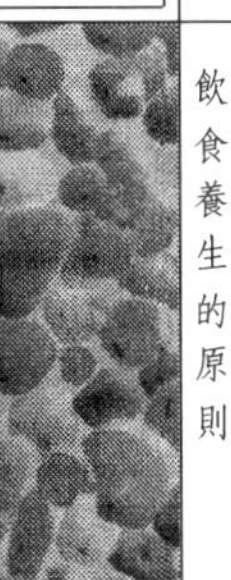

「春夏養陽」，即要求春夏的飲食調配有利於陽氣的保養。春季，萬物萌生，陽氣升發，人體之陽氣亦隨之升發，此時食用之物如葱、棗、豉、花生等應順應其性，扶助陽氣；夏季、萬物生長茂盛，陽氣盛而陰氣弱，此時應少食辛乾燥烈食品，以免過分傷陰，宜多食甘酸清潤之品，如綠豆、青菜、烏梅、西瓜等側重子清熱、祛暑、酸甘化陰。但熱天不宜過分貪涼飲冷，以免耗傷陽氣，脾胃受損，進食時應以熱食為主，其目的也無非是保養陽氣而已。

「秋冬養陰」即要求秋冬的飲食調配有利於陰氣的顧護。秋季，是果實成熟的季節，天氣轉涼，氣候多燥，少食辛燥食品，以免動傷陽液，宜多食芝麻、糯米、粳米、蜂蜜、枇杷、甘蔗、菠蘿、乳品等柔潤食物以顧護其陰液，益胃生津；冬季，是萬物潛藏的季節，氣候寒冷，宜多食谷、羊、鱉、龜、木耳等物品以滋陰潛陽，填補真精。

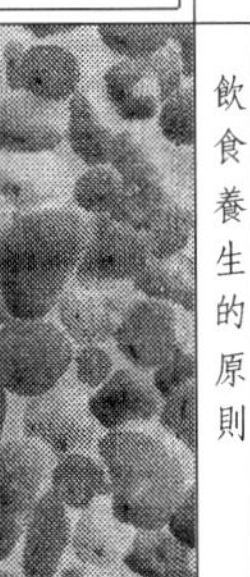

◇體質不同，飲食有別

人體素質不同，飲食也因人而異，如肥胖之人，活動量少，帶動多則心悸氣短、汗出、倦怠、多痰等，皆為氣虛痰濕內蘊的表現。應多吃健脾益氣的食物。如：山藥、扁豆、栗子、大棗、薏苡、達子等。少食含碳水化合物的食物，如土豆、地瓜、粉絲、米飯等，忌食油炸、肥甘、燻烤食物，以便減輕體重，改善症狀。

消瘦之人，若因脾胃功能差，脾運失健，不能運化水谷精微所致者，應多食豬肚、羊肚，以臟補臟，平素宜多食易消化、營養豐富之食，如瘦肉粥、雞蛋湯、雞湯、羊肉湯等。充食過冷過熱、辛辣、油煎食物，並養成定時進餐，如陰虛血方津少所致的消瘦，則應滋陽熱生津為主。可多用黑木耳、白木耳、圓魚、龜肉、鴨肉、蛤蜊、牛奶、百合、藕等，以改善其症狀，從而達到治療目的。

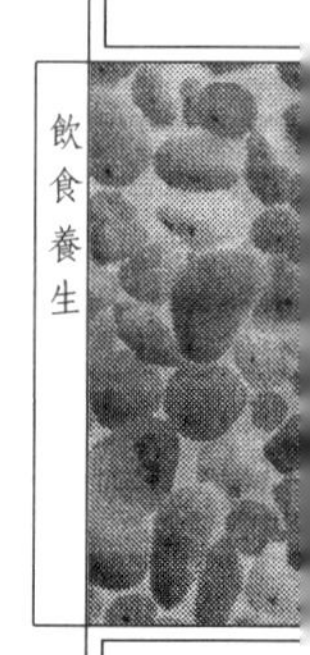

◇職業不同，飲食有偏

現代醫學研究表明大腦的功能活動與心血供應有著密切關係；思慮是由脾主宰的；記憶是由腎精主宰的。所以腦力勞動者應選用對心、脾、腎有補益作用的食物，如扁豆、蓮子、黑米、胡桃仁等。另外，腦力勞動者大腦的功量供應，主要是靠血中的葡萄糖，所以腦力勞動者應攝入足夠的葡萄糖以滿足用腦的需求。由於腦細胞本身是由蛋白質、卵磷脂、維生素B_1、菸鹼酸等物質構成，並依靠血糖氧化供給能量，所以腦力勞動者又應在滿足熱量的前提下，多進食蛋白質豐富的食物。當然，新鮮蔬菜和水果亦是不可缺少的。腦力勞動者在食物中要注意的是應避免高糖類和高脂類的食物，因他們活動量較小，對糖類和脂肪需求量不大。

體力勞動者，飲食物的選擇也應注意補脾、補腎外，還應注意補肝，如枸杞子、續斷、補骨脂、桑椹子等。

◆病症不同，食養有異

患有胃和十二指腸潰瘍、慢性胃炎、慢性結腸炎等，屬於陽虛陰盛之症，均不宜吃生冷飲食。若吃了生冷食物，可加重胃痛或腹瀉、嚴重者可致胃潰瘍穿孔。患有慢性支氣管炎、肺氣腫、肺心病、哮喘、關節炎等，屬於虛寒型的病人，不可過食生冷之品，否則，易加重病情或導致舊病復發。另外，患有高血壓、冠心病、動脈硬化、血脂過高的人不宜多吃冷飲食，如雪糕、冰淇淋等，若過食過飲，常因冷刺激，使血壓升高，甚至有發生腦溢血的危險。

患有如症見面赤目赤、發熱發燒、痔疱下血、失眠心煩者，不可飲用辣椒、大蒜、生姜、油炸品等辛辣腥燥之品。患有熱症之老年人，炎夏之時適量食用些西瓜有益的。若要慢性消化道疾病，呼吸道疾病，如肺炎、肺結核、咳血等，及急性結膜炎等病，皆應忌食辣椒一類的刺激性熱食，以防症狀加重。

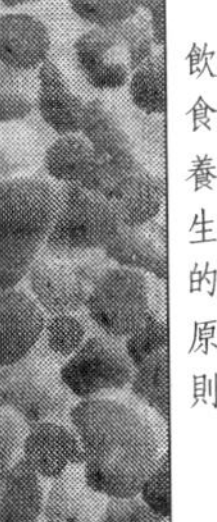

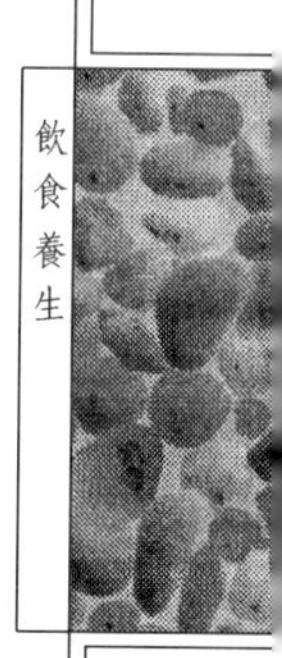

總之，飲食調養應根據各人的具體情況，合理安排，既有針對性，又要避免調養失當，或千篇一律。否則不但於健康無補，反會損傷機會，導致疾病。

飲食清淡。清淡的飲食如植物油、蔬菜、水果、粗糧、豆類、乳酪等，不僅營養豐富，而且便於吸收、利用，既可健脾和胃，又能防止脂肪堆積而發生動脈硬化症。年老體弱者，脾胃功能較弱，且多陽虛體胖，易多患冠心病，高血脂症，動脈硬化等病。所以清淡飲食對老年人的防病祛病、延年益壽非常有益。

飲食溫熱。溫熱的飲食，不僅僅感覺舒適，也有助於扶助陽氣，加強胃腸蠕動，促進消化吸收。而過於寒冷的飲食，易戕傷脾胃陽氣，致腹瀉、腹痛等症，加上年老者脾胃虛弱，如過食生冷，更不易於胃腸的消化吸收，所以老年人食宜熟軟，而忌粘硬。

婦女產期及經期，氣血方損，身體虛弱，飲食上宜注意益氣養血，多食一些補氣養血的食品，如大棗、雞、紅糖、龍眼肉、魚、肉之類，同時飲食也應注意以清淡、溫熱為主，忌過度油膩厚味及生冷之品。

一日三餐，各有不同

◇「一日三餐」有其科學道理

一日之內，人體的陰陽氣血運行隨晝夜變化而變化。晨起陰氣收而陽氣漸盛，夜晚陽氣收而陰氣漸盛，白天，陽氣盛，人體的各種生理功能和新陳代謝都較旺盛，大腦也處於興奮狀態，各種消化腺對消化酶和消化液的分泌增高，機體的活動量也較大，對食物的需求量和消化吸收功能都比較強；夜晚陽衰而陰盛，活動量減少，多需靜息入寢，能量消耗亦減少，故需要的營養也相對少一些，以少食為宜。如進食量大，多餘的熱量就會在胰島素作用下合成脂肪，使人發胖。故一日三餐的合理安排是非常重要的，早在古代就倡導「早飯宜好，午飯宜飽，晚飯宜少」的養生準則。現

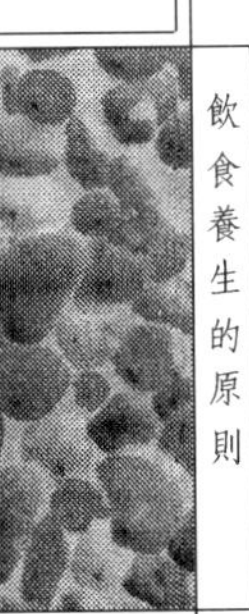

代研究也表明，合理的用餐數量應該是午餐量較多，早、晚餐量較少，早餐應占全天總熱量的25～35％，午餐應為40％，晚餐應為30～35％。

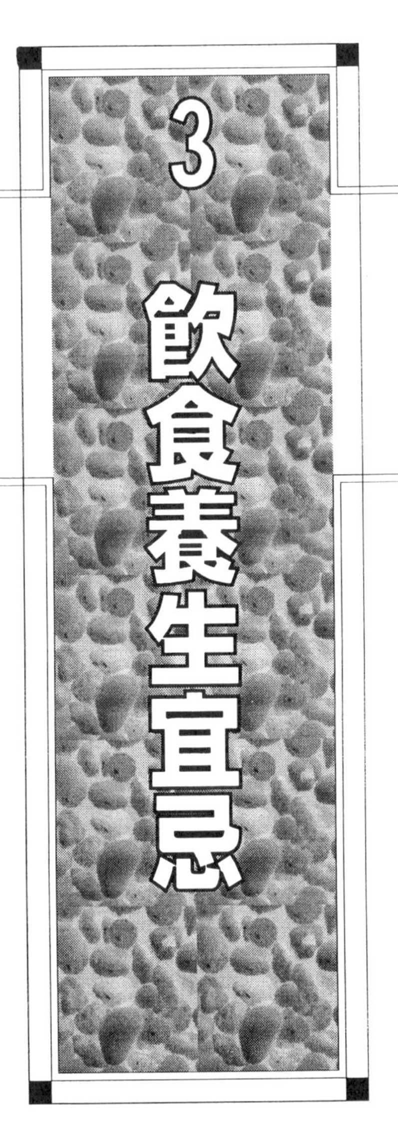

3 飲食養生宜忌

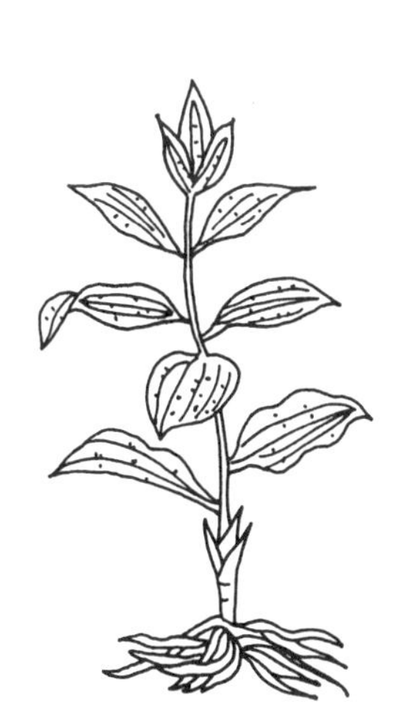

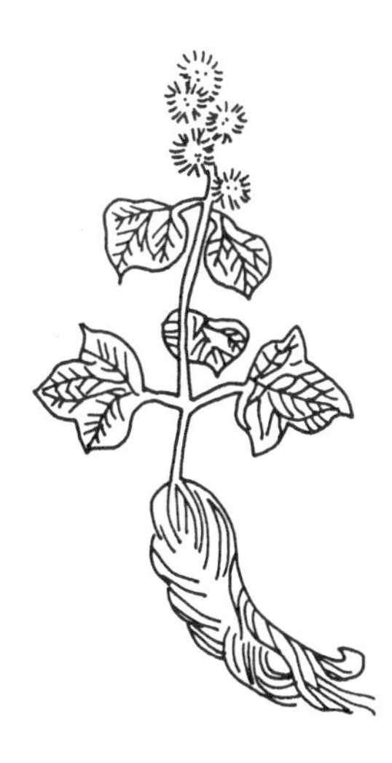

細嚼慢嚥，防病強身

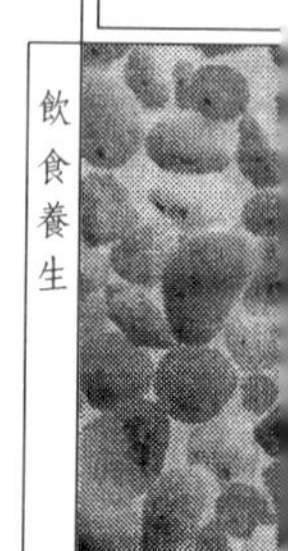

◇古代養生家、醫家提倡「細嚼慢嚥」

進食一定要細嚼慢嚥，早已為歷代養生家和醫家所倡導。《千金要方》說：「食當熟嚼」，《醫說》亦指出：「食不欲急，急則換脾，法當熟嚼令細」。細嚼慢咽，一則可—穩定進餐時的情緒，防止暴飲暴食保護腸胃；二則更可能幫助消化，防病強身。

◇現代醫學研究表明，細嚼慢嚥有益於人類健康

現代醫學為，咀嚼是消化系統第一步，食物咀嚼愈細，就愈能擴大食物和腸管的接觸面積，有利於消化液充分發揮作用。咀嚼能使鹼性的唾液分泌，唾液澱粉亦能將澱粉分解成甘甜爽口的麥芽糖。有利於在腸道進一

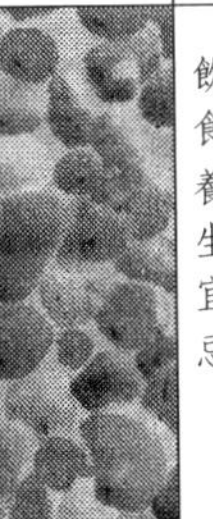

步分解吸收。咀嚼的同時還能反射地引起胃腺、胰腺的分泌。唾液中還含有「溶菌素」能夠殺死細菌，保持口腔衛生，咀嚼時間越長，分泌的唾液就越多，所以古人主張的細細咀嚼是正確的。

◇充分咀嚼，解毒防癌

加強對食物的咀嚼，可使人們的患病率大大降低。咀嚼解毒，這在我國民間和中醫學上雖然早有認識，但咀嚼對於致癌物質也有解毒作用，這是出乎人意料之外的。一些研究專家在實驗中，將人咀嚼分泌出來的唾液，加到強致癌物質並硝基化合物、黃麴霉素B_1、B_3、B_4—苯並芘，以及可疑致癌物烷化劑、烟油、肉類燒焦物及焦各胺酸鈉等中，這些物質對細胞的變異原性，在32秒內即完全喪失。另外，對化學合成的食品添加劑的毒性，唾液也被證明有明顯的解毒作用。為此，提倡飲食多咀嚼，實為健康之策。

食宜專致，不可分心

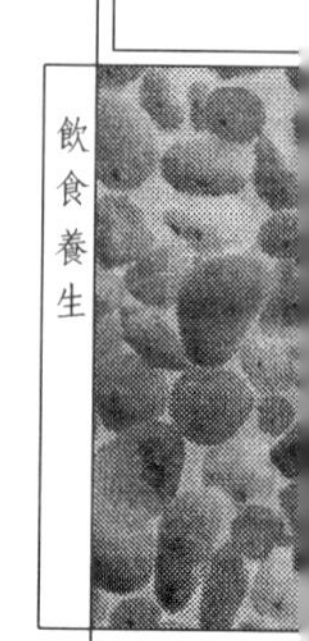

◇中醫學歷來強調「食宜專致」

我國古代早已認識到專心進食的重要性，如《論語・公覺》中說：「食不語，寢不吾」。《千金翼方》也強調「食勿大言」，即要求進食時，將頭腦中的各種瑣事盡量拋開，把注意力轉移到飲食上來，這樣，既可品嚐食物的味道，又有助於增強食欲，促進脾胃的消化、吸收功能，更有意識地使主食、蔬菜、葷菜雜合食用。

◇現代醫學認為，進食專致可促進胃腸的蠕動和消化液分泌

從醫學角度看，進餐血液集中於腸胃，而使頭腦及其它組織器官處於暫時缺狀態，保證胃腸蠕動增強，消化液分泌增加，吸收能力旺盛，而且

進食時注意力集中，食物的形狀、顏色、氣味及進食環境等，都能形成有益的條件反射引起消化液的分泌。

若進餐時不能靜心，而將注意力放在電視、書報或別的事情上，使大腦處於興奮狀態，則必然減少胃腸的血液供應，也可通過大腦的神經調節，抑制消化液的分泌和胃腸蠕動，從而影響食欲及脾胃的消化和吸收功能。久而久之，會導致胃病，產生厭食，故倡導進食專致，是符合現代科學理論的。

◆大量的臨床實踐表明，進食時恣意談笑，易生變故

吃飯、喝水時高聲談笑，是極易發生意外的。這種進食方法不妨礙食物消化，甚至還會把飯粒嗆進氣管、支氣管，引起不良後果。高血壓病人更不能在飲食中大笑、惱怒，否則會使血壓升高，誘發腦血管意外。心臟病人捧腹大笑，精神興奮會加重心肌出血，引起心跳加快，甚至心臟破裂。腹部手術病人，進食時放聲大笑，會使腹壓增高，不僅僅易形成囊疝，更

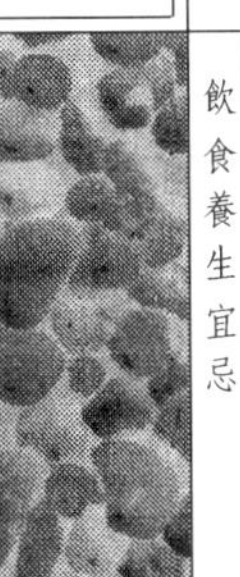

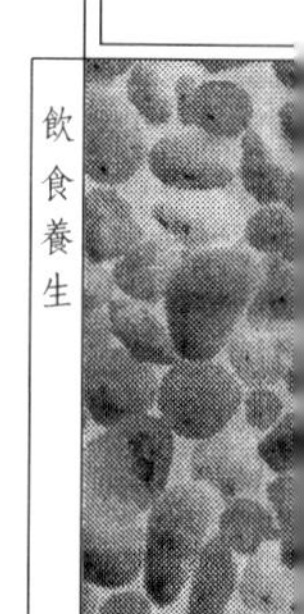

易使傷口血管破裂滲血，甚則傷口繃裂。

音樂佐餐，恬愉爲務

◆進食宜樂，益健康

現代醫學認為，精神因素對胃液分泌和胃腸運動是有影響的。如人在憤怒和緊張時，胃液分泌量大為增加，如此時依賴進食進食緩解情緒則才更易造成肥胖和心血管疾病，相反，恐懼或憂鬱能減少胃腸血液量，而明顯地抑制胃液分泌，也抑制胃腸運動，而影響消化和吸收功能，有損健康。古人亦說：「食後不可便怒，怒後不可便食。」

◆善調情緒，增食欲

在日常生活中，難免會碰到不愉快，不順心的事，要做到進食愉悅，就必須克制不良的情緒，轉移注意力，有意造成一種輕鬆愉快的氣氛，巧妙的加以調整，也可借助音樂柔和輕快的旋律調整情緒，從而改善進食的環境，增加食欲，促進消化。

◇現代醫學認為，美妙音樂，有益於腸胃蠕動和消化液分泌

現代醫學研究表明，不同的樂曲旋律、速度，可以產生興奮、鎮痛、鎮靜、安定、降壓等作用，還可治療相應的疾病。

音樂之所以能治病，是因為人體正由許多有規律的振動系統構成的，人的腦電波運動，心臟搏動，肺的舒縮，腸胃蠕動，以及自律運動，都有一定的節奏。當一定頻率的音樂節奏與人體內部各器官的振動節奏相一致時，就能使身體發生共振，產生心理上的快感。同時優美動聽、明朗輕快的音樂聲波作用於大腦，能提高神經細胞的興奮，通過神經及神經體液的調節，使人體分泌一些有益於健康的激素、酶和乙硫膽鹼等物質，它人對調節血流量、改善血液循環，增強胃腸蠕動，促進唾液等消化液的分泌和

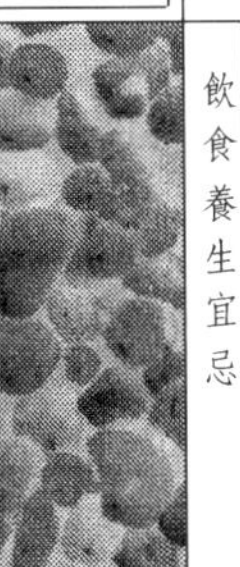

加強新陳代謝等有重要作用。

飯後保養，持之以恆

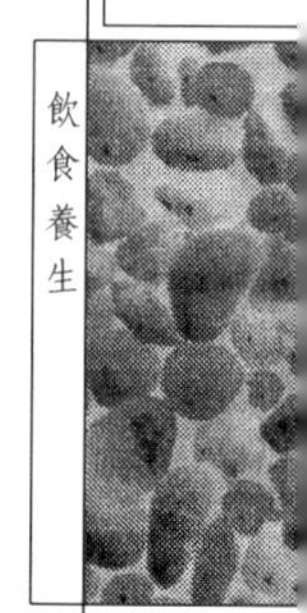

◆飯後忌劇烈運動

飯後立即參加劇烈運動或勞動，不僅使血液進入四肢、軀幹較多，直接影響營養物質的消化吸收，而且極易引起嘔吐、闌尾炎等病症，久而久之，還可發生胃腸功能紊亂、慢性胃炎，消化不良等疾病。《壽世保元》中也說：「食飽不得建步走寫，登高涉險，恐氣滿激，致傷臟腑。」

◆飯後勿沐浴

沐浴同樣是一種活動。飯後洗澡使全身血管擴張，胃腸系統的血液相對減少，不利於營養物質的消化和吸收。故飯後一小時不宜沐浴。

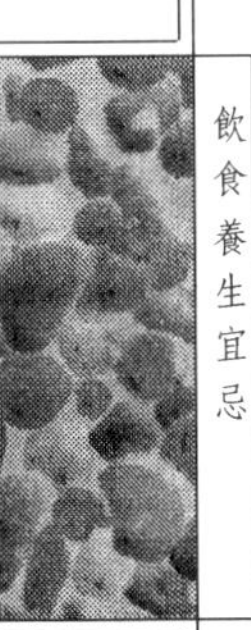

◇飯後宜散步

食後散步，有益健康，延年益壽，是婦孺皆知的養生常識。

飯後散的步的緩慢活動，不可使氣血運行暢通，且有利於胃腸蠕動，能促進消化系統的功能。

◇食後且漱口

進食後口腔內包括齦縫齒隙以及咽部常易存留一些食物的殘渣，若不及時消除，很容易引起牙齦發炎、扁桃體發炎，特別吃甜食若不及時經常漱口，更易發生齲齒（蟲牙）。若能飯後漱口，將殘餘的食物渣屑沖洗乾淨，便可杜絕上述各種症證的發生。茶葉中含較多氟元素。濃茶漱口還能祛口臭，以茶葉氣味清香，並善吸異氣，故能除口臭。所以古代養生家曾說過：「食畢當漱口數過，令雅齒不敗口香。」

飯後漱口，清潔口腔，可防病治病。牙齒堅固，則有利子食物的咀嚼，故亦有助於消化。

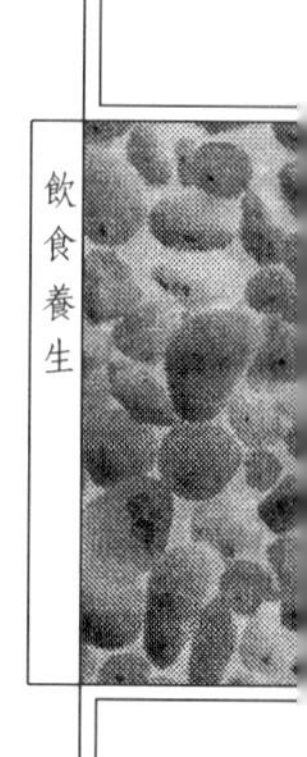

4 飲食養生與烹飪

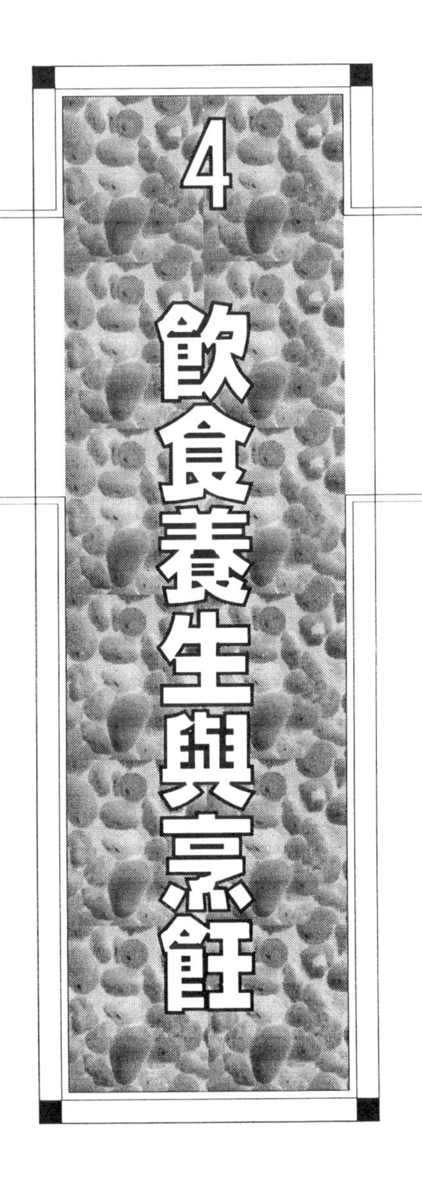

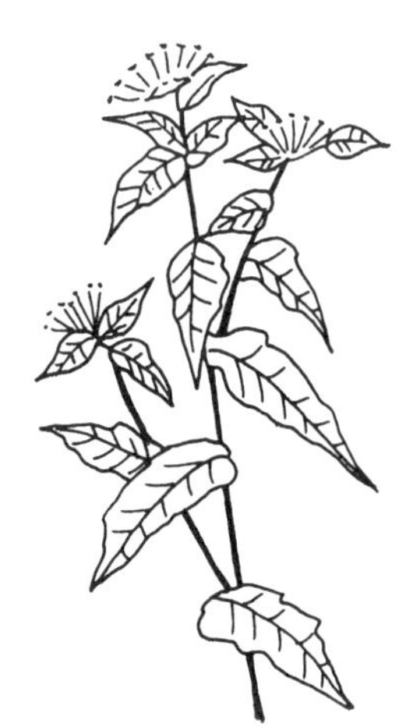

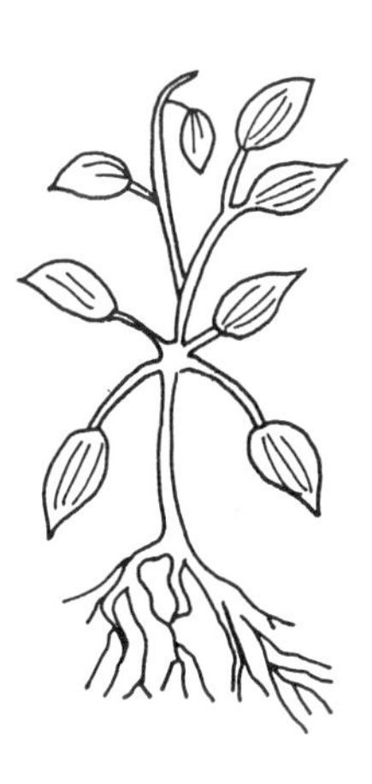

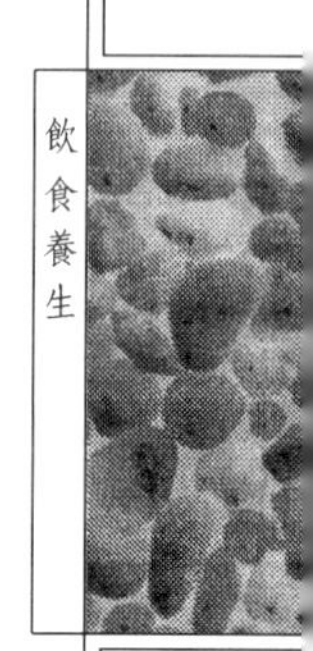

飲用水質要選擇

◆水是人體的重要組成物質

水是重要的營養物質，也是人體組織的重要組成成份，據分析，水占人體體重的60％，人在不進食的情況下，依靠體內積存的糖、脂肪、蛋白質轉化供給能量，可維持生命，但若離開了水，體內水分消耗至20％時，就不能維持生命了。

清·王孟英曾說：「人可以一日無穀，不可一日無水，水為食精。」即明確指出了水對人體來說比糧食更重要。現代科學亦表明，合理飲水，能促進新陳代謝，調節體溫，潤滑臟器組織。

◆井水、泉水更養生

李時珍在《本昔綱目》中云：「夫論茶味之美惡，飯味之甘渴，皆等於水火烹飪之得失，即可推矣。」由此可見飲食之味如何，與烹飪時用水關係極其密切。世間有雨、露、霜、雪、冰及海、河、溪、泉、井各種不同來源的水，人們在熟煮飲用時對水源應慎加選擇。古人推崇飲食選用井水、泉水，其利於養生。

現代科學研究表明，井水、泉水中含多種礦物質，能防治疾病。

古人為何倡導井水、泉水烹飪、飲用?據現代考查、研究發現，井水、泉水不僅甘冽醇厚，清爽可口，沁人心脾，而且因其長時間沈積地下，有的甚至流經許多地區，土壤中的鈣、磷、鎂等多種礦物質溶於水中，而這些礦物質非常有益於人的健康。

如鐵可養血，鈣能強筋健骨，對肝腸胃病、糖尿病、肥胖病、高血壓病、血管硬化症、心臟病、風濕病、支氣管炎等均有療效。古人曾形容：

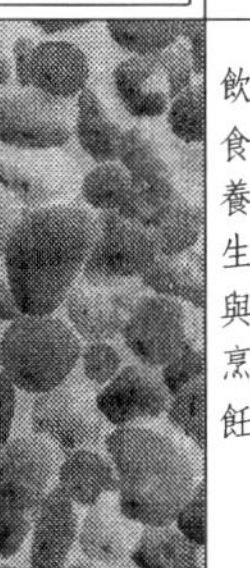

「嶗山礦泉水為仙泉，積年之疾，一飲皆癒；飲此則疲者忘疲，周體舒暢，心曠神怡；飲者千歲。」說明泉、井水不僅可治疾病，而且有益健康，助人長壽。

◇飲水需衛生

水是人體所必須的，和人類的健康密切相關。飲用水的質量不好，會影響人的正常生理活動。如水被病原微生物等所污染，飲用後就會產生傳染病等疾病，世界衛生組織也曾發表一份報告論，發展中的國家80％的疾病是因為缺少乾淨的飲用水而引起的。

如水中某些微量元素含量過多或過少，長期飲用就會造成某些疾病。故選擇飲用水時，以衛生清潔為要。一般來說，以乾淨玻璃杯盛水，觀察杯中水澄清透明，無混濁沈澱，煮沸後沒有異味者即可。

烹調火候要注意

◇烹調隨著社會的發展而逐步完善

人類由於發明了火，開始從茹毛飲血的生食階段而步入了熟食狀態。熟食使人類脫離了蒙昧時代，其烹調技術始由開始的烘烤石烹，走向水烹、油烹，進一步發展到追求菜色的色、香、味齊全的階段。所有這些都是伴隨著人類社會的發展而一步一步走過來的。

◇烹調，飲食養生的必經之路

火使人類的飲食從生食走向熟食，並對食物起到一定程度的滅菌、殺蟲、解毒等作用，減少了疾病的發生，增進了人類的健康，並使以前不能下咽的腥燥食物，可以「燔而食之」，縮短了消化所必需的時間，使胃腸

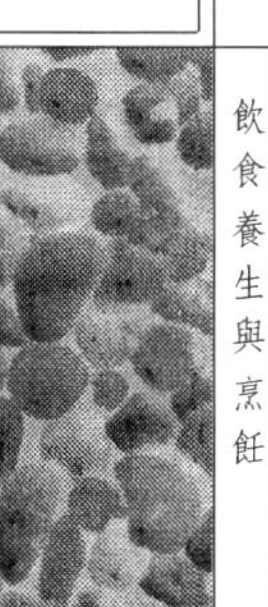

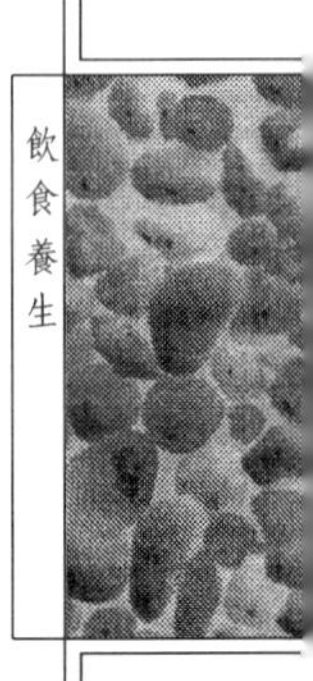

可以吸收更多的食物養分，促進了人體發育，延長了人類壽命。

現代則在此基礎上進一步追求飲食享受，講求菜餚的色、香、味、形，這不僅僅促進了烹調技藝的發展，而且更豐富了飲食文化的「內涵」。

◆火候緩急順物性

烹飪中火候有緩急之分，在操作時就要有所選擇。一般來說，火候的選擇需根據食物的性質、切片的厚薄等作為標準。

如葷菜之類就宜用文火慢炖煨煮，使肉熟汁濃，但初入鍋時，需旺火沸水投入，因為肉類驟遇高溫時，蛋白質發生凝固，從而保護內部營養不致外溢，否則會使水溶性物質流出，脂肪流失。

而新鮮的蔬菜就宜選急火快炒，以保持其中的營養成分，特別是維生素、葉綠素等不被破壞，菜色也鮮美。否則，加熱溫度越高，時間越長，蔬菜中維生素損失也就越多。

炒菜和煮、蒸相比維生素會損失少些。另外需根據食物切片的厚薄來選擇火候。切成薄片的肉片、魚片、肚片等就需急火爆炒，內熟的同時還保持了鮮嫩。

◇火候緩急利養生

火候失當，不僅僅菜餚其味不美，且不利於養生。歷代養生家早有關於養生與火候的論述。如孔子在《論語》中就有「失飪不食」的說法，所謂「失飪」就是指火候緩急失宜，這樣烹飪出的食物是不宜食用的。

火小或烹煮時間過短，則食物半生不熟，這樣一方面加重了胃腸負擔，不利於消化吸收，另一方面食物中所帶的細菌、毒素等未能全部殺死，致生疾病。火候過急過猛，或煎炸過頭，致食物焦糊失味，也是不宜食用的。

現代醫學認為燒焦食物，不僅損失了營養，破壞了維生素，使蛋白質變性，還會產生致癌的物質。

故烹飪食物，要調節和掌握火候，緩急相宜，保持食物的營養與口味，既有利於消化吸收，也有利於養生。

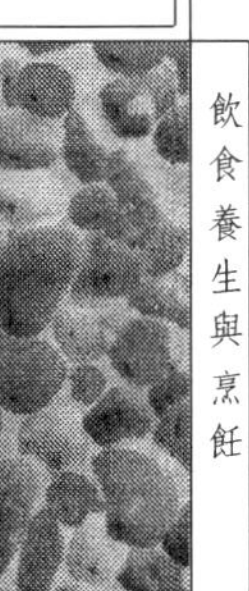

菜刀下手講究技術

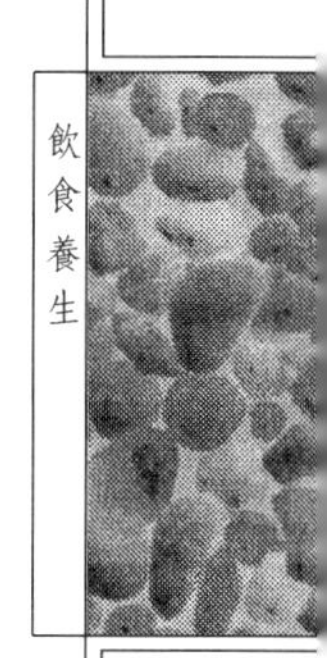

◆刀工是中國烹飪中的重要工藝

刀工是根據烹調和食用的要求，把各種食物切成條、絲、片、丁、塊、茸等各種形狀的操作技藝。刀工不僅技術性要強，而且藝術性要高，它除了決定菜餚的形狀外，還對菜餚的烹調、衛生、營養等影響很大。故而刀工是中國烹飪中一種很重要的工藝，且歷來都受到重視。

◆刀工的厚薄須適應烹調的要求

刀工是烹飪各種菜餚作準備的一道工作，通過各種刀法，對菜餚原料進行切工，以便適應烹調之需要。如炒、爆、汆菜，使用火力較猛，加熱時間短，就要求將菜餚原料切出薄小的形狀，如果切厚大，則不易入味，烹透。而煨、煮、炖、蒸菜要求酥爛入味，使用火力較小，烹調時間較長，菜餚就要切成稍大稍厚的形狀，如厚料切過分薄小，則容易碎爛或成糊狀。

再則，切製菜餚需注意粗細均勻，厚薄一致，整齊美觀和菜餚的形色搭配。

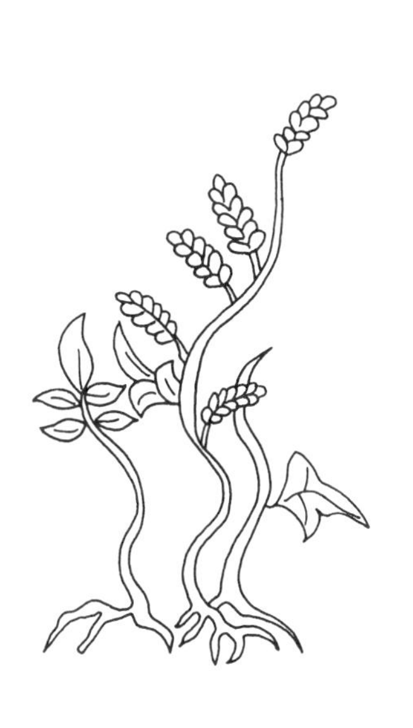

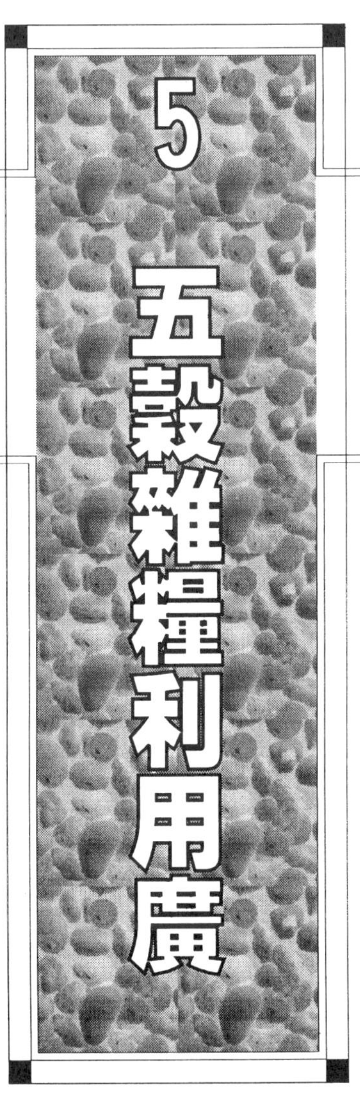

5 五穀雜糧利用廣

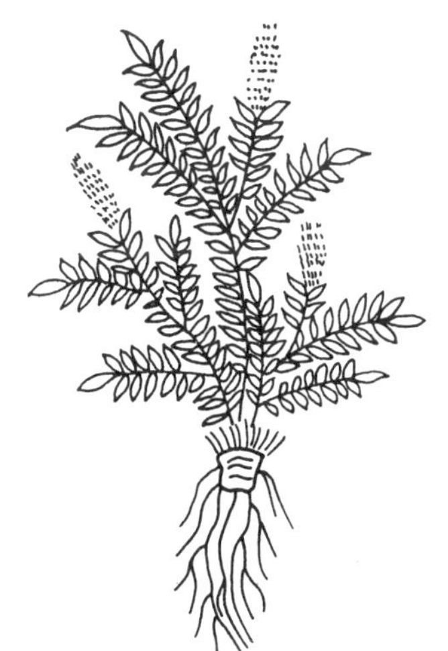

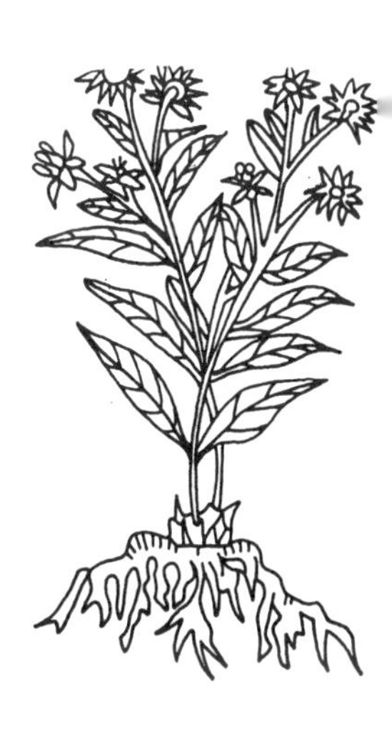

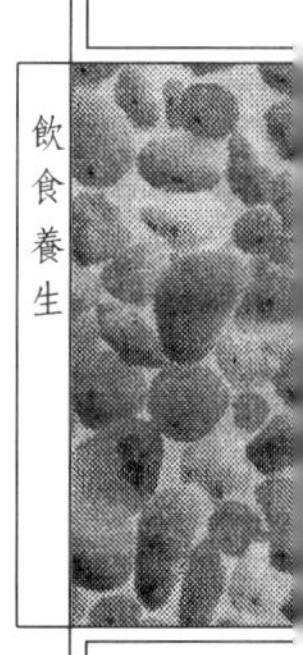

糙糯米可以溫養胃腸

◆糯米粘滯，不宜常食

糯米即粘稻，俗稱江米、元米，是禾本科植物糯稻的種仁。李時珍說：「糯稻，其性粘，可以釀酒，可以為菜，可以蒸糕，可以熬餳，可以炒食。」又道「糯性粘滯難化，小飢、病人最宜忌之。」糯米雖為味美主食，但因其性粘滯，難以消化，故不宜常食，小飢和病人宜慎用。

◆糯米甘平養胃氣

糯米「補脾胃，益肺氣之穀。脾胃得補，則中自溫，大便亦堅實。溫能養氣，氣充則可自多熱，大抵脾肺虛寒者忌之。」糯米入藥，常煮粥調治，亦可入丸、散。蓋因糯米煮粥，其滋養胃氣的作用更顯著，脾胃乃後天之本，生化之源，脾胃健，則百病可去，適用於慢性虛弱性疾患。

◇糯米不宜久洗，糙米營養更佳

糯米主要含有澱粉、蛋白質、脂肪、維生素B_1、B_2及鈣、磷、鐵等物質。在米粒中各種營養成份分布是不均勻的。除澱粉外，其它營養成份大多藏在米粒的胚芽和外膜內。

如將米粒碾得越碎越精，那麼大部分胚芽和外膜都將碾掉，米粒只剩下一個白心，營養成分的損失也就越大。同樣，糯米食前久洗久汰，米粒外膜下的養分也將喪失的越多。

國家標準要求每500 g糙米中要含維生素B_1 1.02 mg，而精米只含0.65 mg，又白又碎的米粒中只含0.44 mg。所以精米不如糙米營養好，如常以精米為主食，會引起維生素B_1缺乏症──腳氣病。嚴重的兩腿發麻、發軟、腫脹，甚則走路困難。

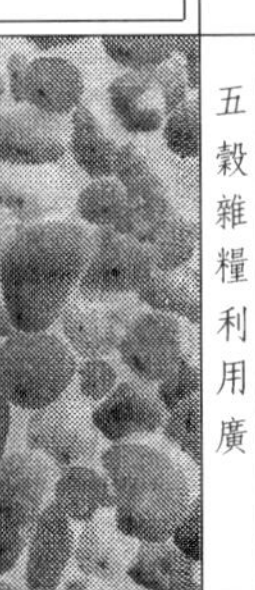

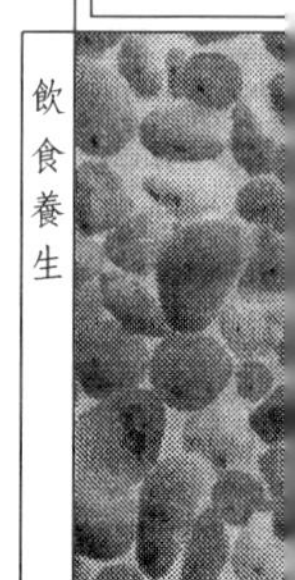

◇糯米熬粥調脾胃

取糯米、紅棗適量，煮稀粥食用，每日一～二次，可治胃腸疼痛。糯米500g，淮山藥50g，蓮子50g，共煮粥，每日早晚食用，可治療脾虛泄瀉，病後體弱者尤宜。糯米60g，煮粥，一日四次食用，忌生冷硬食，能治妊娠惡阻。糯米100g、小麥120g、煮粥，適用於小飢汗多，食欲不振等病症。

全身中和粳米最好

◇粳米慣稱大米，以晚白米為佳

粳米是人們生活中的主食，習慣稱大米、稻米。粳米煮飯較糯米粘稠，而無糯米之粘滯。宋代醫家寇宋爽說：「精米以晚白米為第一……和平五臟，外益胃氣，其功莫逮。」入藥則以陳久多年的陳倉穀米者為佳。

◇現代醫學認為，粳米熬粥促進胃腸消化

粳米為禾本科植物稻子的種仁，其成分與糯米相近，惟含磷較多，鈣較少。粳米也不宜多軋、久汰，以免營養成分喪失過多。

現代研究認為，粳米熬粥能刺激胃液的分泌，有助於消化，並對脂肪的吸收有促進作用，也能使奶粉中的酪蛋白形成疏鬆而又柔軟的小凝塊，使之有益消化吸收，更有益於嬰兒的發育和健康。因此用米湯沖奶粉或給嬰兒作輔助飲食都是比較理想的。

◇粳米熬粥小秘方

砂仁粥　粳米100g，加砂仁粉3～5g，生薑數片，用香蔥、油鹽調味食用，可治療脾胃虛寒所致的腹脹、瀉痢及消化不良、食欲不振等病症。

枸杞粥　枸杞30g，粳米100g，同煮粥，用油、鹽調味，適用於肝腎

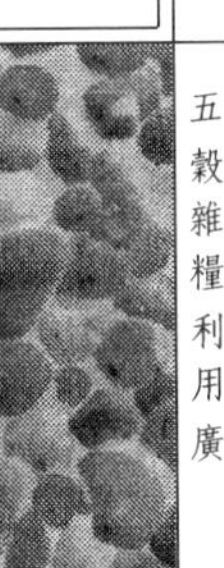

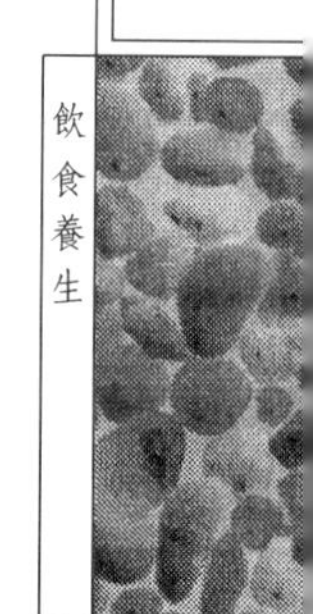

虧損所致的頭暈目眩，腰腿酸軟，及老年糖尿病等。

麥冬粥 麥冬20～30g，水煎取汁，與粳米100g，同煮粥，用冰糖調味，適用於肺燥咳嗽、熱病傷津、口渴煩熱等症。

棗仁粥 酸棗仁30g，搗碎水煎濃汁，加入粳米100g同煮粥，可適用於老年性失眠，心悸等病症。

赤小豆能利水排膿

◇赤豆，又名赤小豆、紅豆

赤豆又名赤小豆、飯赤豆、紅豆等，以粒緊小，色紫赤者入藥為佳。稍大而鮮紅、淡紅者，只宜食用。赤豆為豆科植物，其營養成分不如大豆，主要成份含蛋白質、脂肪、碳水化合物、多種維生素及微量鈣、磷、鐵等。

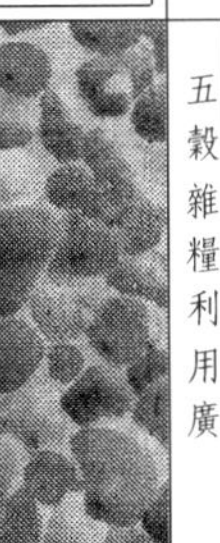

◆赤豆、利水、排膿兩相宜

李時珍稱赤豆為「心之穀」，其功用為「行津液，利小便、消脹、除腫、止吐」，並「治下痢腸澼，解酒毒，除寒熱痛腫，排膿散血。」

赤小豆性平，味甘酸，歸心、小腸經。歷代醫家對赤小豆的功用都作了肯定的記載。

長期的臨床實踐也證明，赤小豆有利水消腫，解毒排膿，健脾通乳之效，常用以治療腎炎水腫，肝硬化腹水及營養不良性水腫、腳氣病浮腫，外用於痄腮④、乳痛、丹毒、爛瘡等。如痛腫未潰去，取赤豆末，用蛋白、蜂蜜或醋等調敷患處，勤於換藥，有消腫排膿之效。

如配以苦麻根末，可加強清熱解毒作用，並可避免質粘難揭之弊，亦可用赤豆煎湯外洗。

赤小豆性善於利尿，故尿多者忌用。如用於治療水腫，因其藥性平緩，必須多用、連用，或配上其他具有利水消腫作用的藥物如車前子、薏仁等方可湊效。

◆赤豆鯉魚利水腫

赤豆120g、鯉魚一條，陳皮6g，煮至鯉里熟爛，食魚，每日一～二次，可用於治療產後水腫，營養不良性水腫等病。

◆赤豆煮粥應用廣

赤豆30～50g，水煮至半熟，放入粳米100g同煮粥，以淡食為宜，加白糖調味食用亦可。有健脾益胃，清熱解毒，利水、消腫、通乳的作用。適用於水腫病，下肢濕氣，小便不利，大便稀薄，身體肥胖，產後乳汁不足等症。

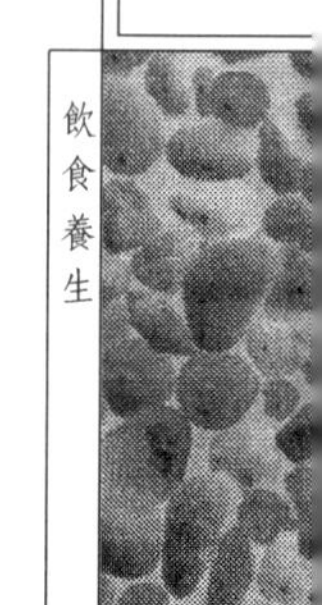

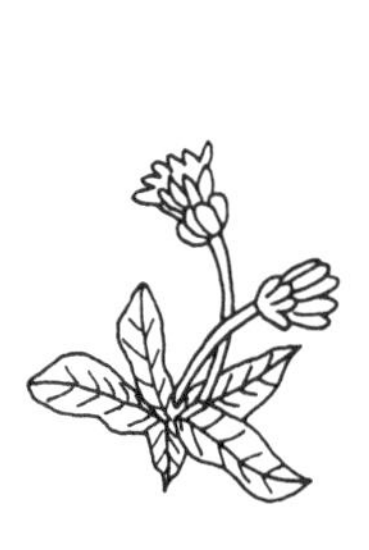

黑豆可強腎

◇黑豆又名穭豆，自古入藥

黑豆即大豆之黑者，又名穭豆，烏豆、冬豆子等。據現代分析，黑豆其主要成分有蛋白質、脂肪和碳水化合物，以及胡蘿蔔素、維生素B_1、B_2、菸鹼酸等，營養豐富，且自古入藥，還有用黑豆加工的大豆卷、豆豉、黑豆衣等物均可作藥用。

◇黑豆入腎功最多

黑豆性平味甘、歸脾、腎經，有補腎滋陰，活血祛風，解毒利水之功。

黑豆與甘草煎汁飲，能解各種食物、藥物中毒。黑豆研末或煎濃汁塗敷，可治療丹毒、痛腫、燙傷及頭癬，且癒後不留斑痕。黑豆沖酒服能治

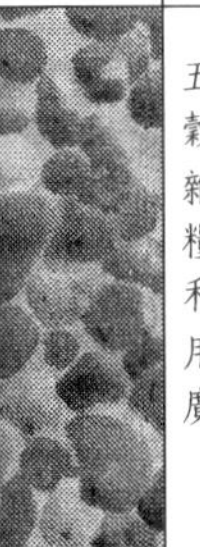

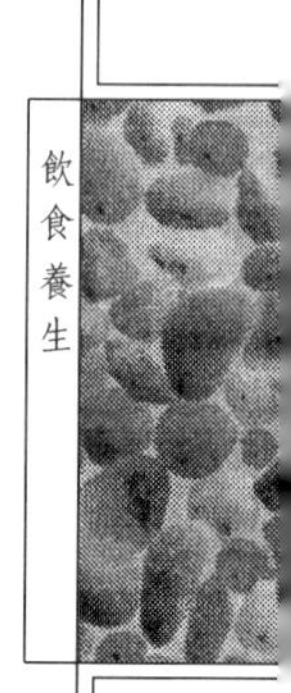

破傷風、產後煩熱口噤、胞衣不下、大便下血等。煮黑豆隨量服，可治消渴，自汗、盜汗、產後出血不止及滯下等症。

蓋因黑豆可入腎經，有補腎滋陰之功，對於腎虛陰虧所致各種疾病，皆有奇效。本品性緩無毒，量小無益，非量大不能取效；藥專則效宏，李時珍曾說：「黑豆入腎功多，故能治水、消脹。下氣、制風熱而活血解毒，所謂同氣相求也。」

另外，豆衣可滋陰養血，清熱止汗；豆豉可解表⑤熱；豆卷可清熱利濕治療風濕性關節痛。

◇豆淋酒治產後百病

大豆2000g，炒熱至有烟出，入酒中，浸泡一日以上。每飲酒10～15ml，一日二～三次，令微汗出，身潤即可；病口噤者，加獨活250g，微捶破，浸酒中，產後常服既防風邪，又散結血，此方名「豆淋酒」。對產後諸疾猶宜。

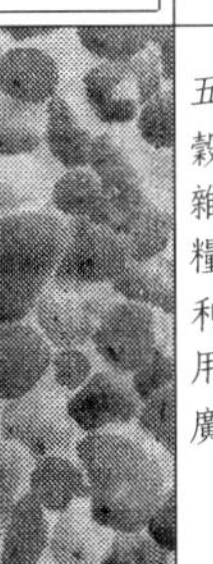

◆《中藏經》之方治下血

黑豆緊小者，以皂角湯微浸，炒熟去皮研末，煉豬油和為丸，如梧子大，每服100g，一日二～三次，除米湯送服，治療便血，產後血淋不止等症，此乃華佗《中藏經》之方。

◆鹽水煮豆治眩暈

黑豆500g，食鹽30g，加水煎八成熟，每次服100g，日服二次，可治療肝腎陰虛之眩暈症。

◆黑豆常服止消渴

黑豆煮至熟爛，或飲湯吃豆，或晒干吃豆，每日200g左右，亦可隨量服食，常用以治療腎虛消渴（糖尿病）。

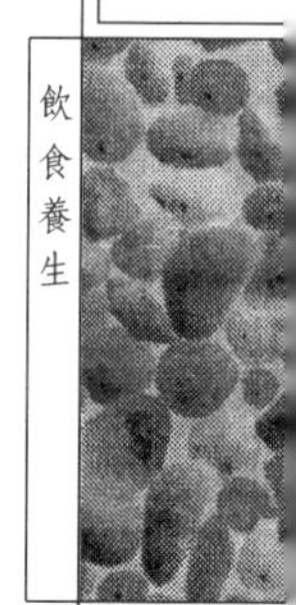

豆腐好處多多

◇豆腐白嫩，是一種很普及的保健食品

豆腐為豆科植物黃豆種子加工製成的，又名菽乳。二千多年前就倍受群眾的推崇。豆腐的製造簡單，隨處均可生產，在中國是極普及的食品，價廉物美，葷素皆宜，是很受鐘愛之菜餚。

豆腐的營養成份及含量和牛奶差不多，主要含蛋白質、脂肪、碳水化合物、鈣、磷、鐵、鋅等，豆腐不僅味道鮮美，容易消化，還可以佐餐食用，且藥用價值極高，是老、少、病、產婦皆宜的保健食品。

◇現代醫學認為，豆腐營養最多

豆腐是用石膏或鹵水製成的，含鐵、鈣、鎂較多，對小兒骨骼與牙齒

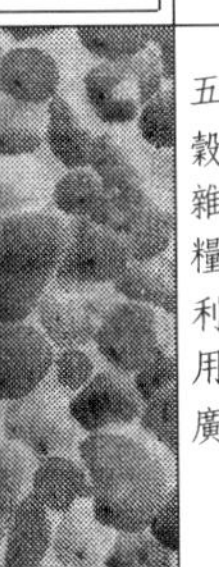

生長有特殊幫助；鎂對心肌有保護作用，故適合於冠心病患者食用；豆腐中植物蛋白含量豐富，質量好，且含糖類少，還可增強中性脂肪的排泄，最適合糖尿病患者，肥胖者食用，也可以說豆腐是高血壓、高血脂、冠心痛、動脈硬化、糖尿病患者和肥胖者的保健食品。

由於豆腐含嘌呤較多，因嘌呤代謝失常的痛風病人和血尿酸濃度增高的患者，不宜服用。

◇中醫認為，豆腐有生津、清熱、散血、解毒之功

豆腐作為藥用，用樣具有悠久的歷史。《本草綱目》載其可「寬中益氣，和脾胃，消脹滿，下大腸濁氣，……清熱散血」等。

豆腐性寒平，味甘咸，歸肺，大腸經。有寬中益氣、生津潤燥、清熱解毒、消脹散血之功，常用於治療赤眼、乳少、白濁、白帶、泄瀉等病症，豆腐切片外敷可治療棒瘡；搗爛和白糖，調敷患處可治療燒燙傷等。

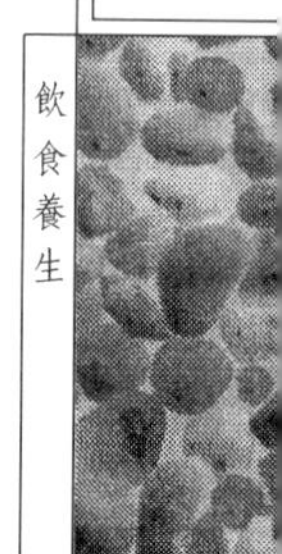

◇扁豆有毒，宜炒熟後用

白扁豆內含蛋白質、脂肪、碳水化合物、鈣、磷、鐵及酪氨酸酶等，並有一種血球凝集素和扁豆莢內的溶血性皂素，如生食或炒不透，食後可引起部分人的中毒。中毒病狀是頭疼、頭昏、惡心、嘔吐等，多發生於食後三～四小時，需搶救。血球凝集素、溶血性皂素遇高溫可被破壞，在豆炒熟、煮熟時其毒即解。

◇扁豆淮山粥，健脾止帶兼降濁

扁豆、淮山藥、粳米各100g，同煮粥食用，有健脾、強胃、止瀉、止帶的作用。適用於脾胃虛弱的食欲不振，大便糖稀及脾虛帶下等症。

小麥浮麥最適合心臟的需要

◆小麥、麥魚、麥麩皆可入藥

小麥是中國的主要糧食之一，生產於北方各省，夏天收獲，晒乾備用，通常加工成麵粉食用。北方產小麥，性溫，食之不燥，南方產小麥、性熱、食之火大。新麥性熱，陳麥性平。小麥的未熟穎果稱浮小麥，入水中淘麥時淋浮於水面，民間又稱「麥魚」，與成熟的小麥皮─麥麩均可入藥。

◆現代科學分析，小麥營養豐富，蛋白質含量較高

據研究，小麥的主要成分為澱粉、蛋白質、糖類及鈣、磷、鐵、脂肪、維生素B、E等，營養豐富。而且，小麥的蛋白質含量比大米高（大米為七%，小麥為一〇・七%）。

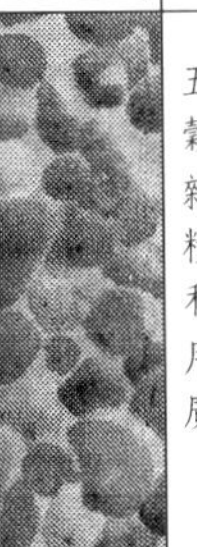

◆小麥養心除煩燥，麥麵實脾厚胃腸

臨床運用，多取陳麥粉，用香油調敷患處，可治燙傷、瘡癤等症，或將麵粉炒焦煮，溫水調和，空腹服用，可治療消化不良、泄濁等症。有健脾和胃，和中止泄之功。或以麵粉做成麵饃，烤焦能治療腹瀉，胃腔痛等症。

據現代研究表明，烤焦的饃放在顯微鏡下，可看到上面有許多孔隙，就像吸水的海綿一樣，這些小孔隙可以吸收水分、氣體，還能吸附細菌。所以當焦饃進入胃腸道，就能將腸道中多餘的氣體、水分、細菌、毒素加以吸附，這樣就可以清潔腸道，消降腸道刺激因素，從而恢復腸道的正常功能。

◆浮小麥熱汗除骨蒸⑥，小麥麩功效略遜

浮小麥性涼味甘，歸心經。其甘能益氣，涼可清熱，而有止汗功效，

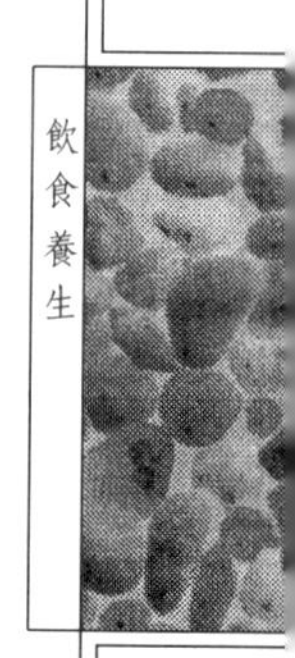

凡陽虛自汗，陰虛盜汗均可使用。《本草綱目》認為：浮小麥「益氣除熱，止自汗、盜汗、心煩、失眠等症狀。」《衛生寶鑒》也以本品單用，炒焦研末，每服6g，頻服，治盜汗及虛汗不止。

小麥磨成粉後剩餘的麥皮即麥麩，它的成分和浮小麥相似，含有豐富的維生素B_1及蛋白質，功效也和浮小麥相同，若無浮小麥，也可以麥麩代用，只不過其功效稍遜，而需要加大用量。

玉米可以降低血中脂肪兼抗癌

◆玉米因玉色珠狀而得名

玉米為禾本科植物玉蜀黍的種籽。因其顆粒如珠、色澤如玉，故名，又叫玉蜀秬黍、苞米、苞穀、棒子等。不僅可以食用，而且在工業、醫藥和飼料等方面用途亦很廣泛，經濟價值頗高。

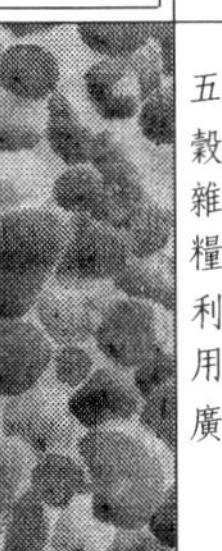

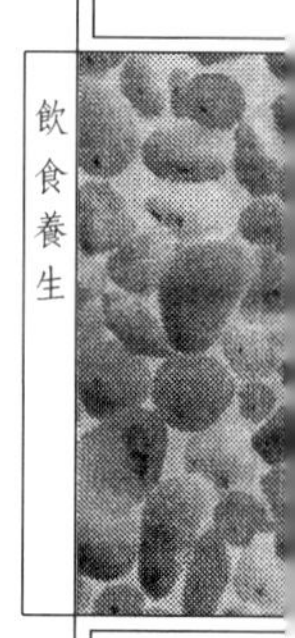

◇玉米抗癌降血脂

玉米、性平、味甘，有潤中和胃，滲濕利尿，降血脂作用。據報導，取玉米30粒搗碎，玉米鬚10g，蟬衣三個，煎湯內服，可治療高血壓，或玉米粉，粳末適量，共煮粥食用能擴冠降脂，多用於防治冠心病，高脂血症。

據分析測定，玉米含有豐富的脂肪和蛋白質，以及澱粉、鈣、磷、鐵、鎂等物質。據現代有關資料統計，以玉米為主食的地區，癌症的發病率較其他地區低，這主要是因為玉米中含有大量鎂的緣故，鎂可抑制癌的發展，還有助於血管的擴張，加強腸壁的蠕動，增加膽汁分泌，促進體內廢物的排泄等作用。

另外，玉米中的不飽和脂肪含量高有助於膽固醇的正常代謝，可降低血脂，對動脈硬化、高血壓、冠心病等疾病有一定的防治作用。血脂升高被認為是動脈硬化的先兆，常用藥是卵磷脂，而玉米中的卵磷脂含量較高，現今提煉出的「玉米油」其主要成分就是卵磷脂，可供動脈硬化、冠心病、高血壓、血液循環障礙病人大量食用。

◆利尿利膽玉米鬚

玉米鬚為玉米的花柱，性平味甘、歸肝、腎經。能利尿、消腫、平肝利膽。據藥理研究證明，玉米鬚有明顯的利尿作用，能增強和延長利尿作用，並能產生降壓作用。

另外，玉米鬚還能顯著增加膽汁分泌和促進膽汁排泄，且能使膽汁內有機物和渣漬減少，粘稠度和膽紅素含量降低，是一種有效的利膽劑。同時玉米鬚治療疾病無任何副作用，效果明顯而平穩。

臨床應用玉米鬚治療尿道炎症、小便不通、膽囊炎、膽結石、浮腫、高血壓、糖尿病等。另外，玉米的葉和根，性味、功效與玉米鬚基本相同，多用於水腫症。

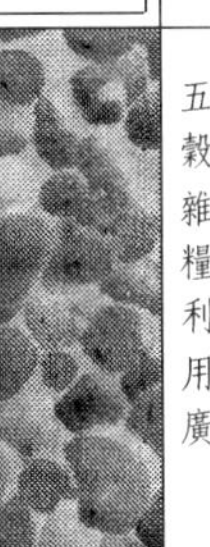

◆玉米鬚煎水療效佳

玉米鬚150g，煎水代茶飲，連續服用，對高血壓、黃疸、尿路結石效果均大。

消化胃中食物和吸收要選穀麥芽

◆穀麥芽分布廣泛，製備簡便

穀芽為稻谷初生之細芽，或取稻穀的成熟，果實發芽晒乾而成。以成熟穀芽，水浸約一日，撈起簍裝或布包，經常灑水至發芽，晒乾。生用或炒黃用。麥芽是大麥的成熟果實經發芽乾燥而製成。穀、麥芽我國各地都有，可隨時製備。

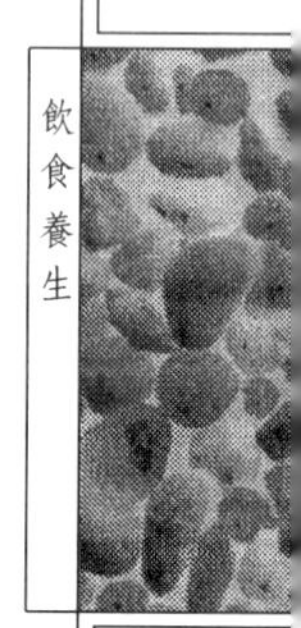

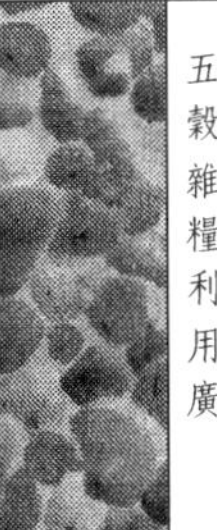

◆中醫認為，穀、麥芽可消食化積

穀、麥芽性味甘平，入脾、胃經，可用於食積停滯，消化不良及脘悶腹脹等症。對於食米、麵、薯……等等澱粉類食物會積滯不化者尤宜。《本草綱目》云：麥芽「消化一切米麵諸果食積。」穀芽「快脾開胃，下氣和中，消食化積。」臨床常將穀、麥芽同用，以提高療效，也常與山楂、神麴、雞肉等配伍，以增強消食和中之力。

◆現代醫學認為，穀、麥芽主要成分為澱粉酶，有助消化作用

穀、麥芽的成份基本相同，主要為澱粉酶，蛋白質、脂肪、B群維生素等。澱粉酶可將澱粉解成麥芽糖與糊精，促進澱粉的消化。人體實驗表明：穀、麥芽煎劑對胃酸與胃蛋白酶的分泌有輕度促進作用。

◇穀麥芽入藥宜生用或微炒

由於澱粉酶不耐高溫，如將穀、麥芽炒黃、炒焦或製成焦劑效力卻明顯降低。例如麥芽煎劑消化澱粉的效力僅相當於粉劑的三分之一麥芽炒焦後效力為生品的六分之一以下，炒黃後效果也要喪失一半左右。因此，穀麥芽宜用生品或微炒。

6 蔬菜營養又實惠

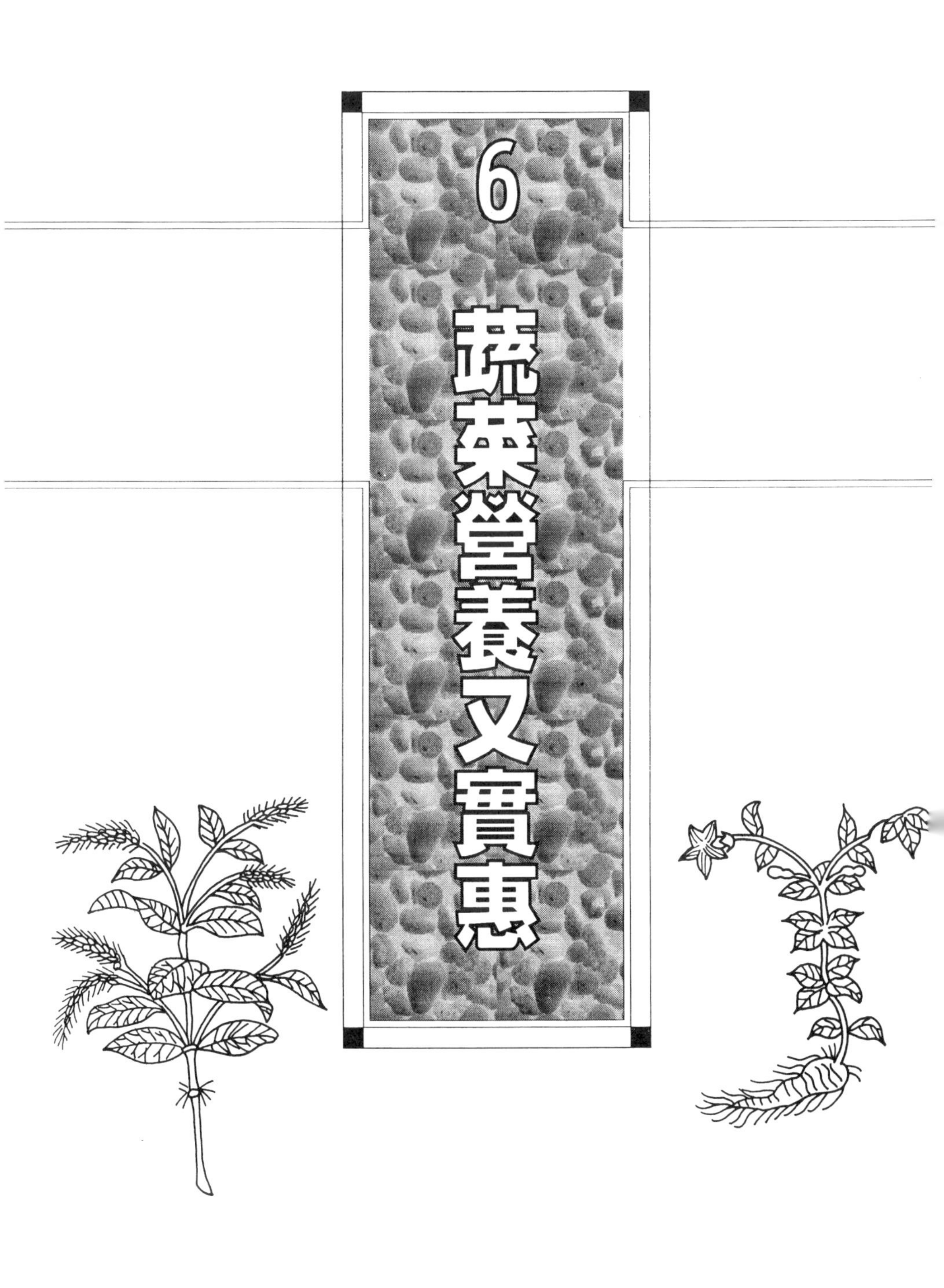

萵苣筍經濟又實惠

◆萵筍因出自萵國而得名

萵筍又叫萵苣、萵苣筍。據考證，萵筍原產於地中海沿岸一帶，自漢後傳入中國，當時只有皇帝、大臣方可食用，且價格昂貴，相傳乾隆巡遊到南京時，傳旨取萵筍以供御，膳，消息傳出，達官貴人的宴席上紛紛仿效，而使萵筍身價倍增。

◆萵筍營養豐富，現代醫學對其頗有研究

萵筍生食，味如瓜菜；涼拌為食，爽脆宜人；其葉為菜，鮮翠誘人。萵筍不僅為佐餐佳品，而且營養豐富。

萵筍中主要含蛋白質、脂肪、碳水化合物、鈣、磷、鐵及較豐富的維

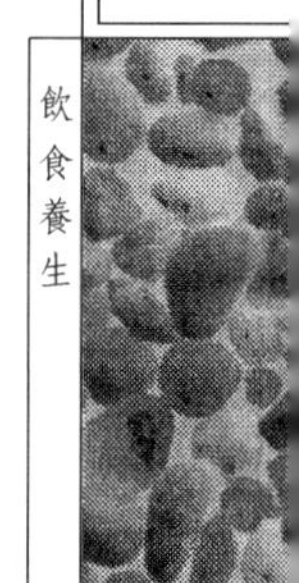

生素和尼克酸等，此外還有甘露醇、乳酸、蘋果酸、天冬鹹和精油。據現代醫學研究認為，這些物質在人體新陳代謝中，有著重要的作用。

萵筍葉的營養成分又大大多於萵筍體，其中大量的胡蘿蔔素據現代研究證明是抗衰老、抗癌及抗日照皮膚損傷的活性劑，葉綠素又是滋潤皮膚、清潔口腔、防齲除臭的美容素。

◆中醫認為萵筍具有醫療價值

中醫認為萵筍性涼味甘苦，有利五臟、通乳汁、利小便、通經脈之功效。臨床可用於治療熱毒疔瘡、胃熱口臭、消渴、大便秘結、小便黃赤、乳汁不通等。

將萵筍去皮切片，水煮取汁，以少量黃酒調服，民間用來治療乳汁不通之症。對於小便不利，短澀灼痛，甚感尿中帶血之症，取萵筍煎水服用，同時以萵筍葉搗爛外敷肚臍，甚有效驗。結合現代臨床，萵筍尚可用於治療。

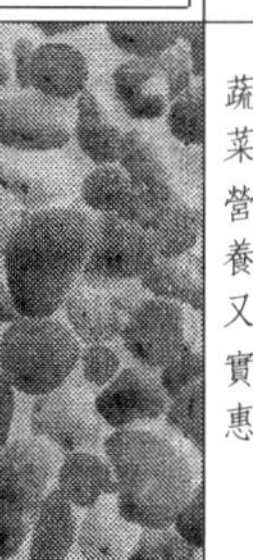

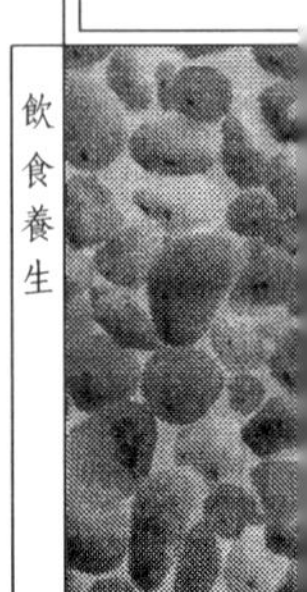

大便秘結　小便黃赤，萵筍洗淨去皮生食，或將萵筍去皮搗汁加白糖水生飲，每次200～300 ml，每日一～二次，有通便利尿之功。

暑熱口渴尿黃　萵筍適量，洗淨去皮，搗爛加白糖，拌勻冷服，冰鎮後食用則療效更佳，有清暑利尿的作用。

熱毒療瘡　鮮萵筍去皮，或用筍葉搗爛，加白芷粉適量，調勻，敷疔瘡患處皮膚，並生食萵筍或涼拌食用，有清熱解毒消腫之利。

尋常菠菜效果不尋常

◆菠菜原名菠稜菜

菠菜原名菠稜菜，又稱波斯菜、赤根菜、紅菜等，是重要的深綠色蔬菜之一。蔬菜質地較其它葉菜柔軟，粗纖維含量少，所以人們愛吃，兒童更是喜歡。

◆菠菜富含維生素，能強身治病

據現代研究分析，菠菜中富含纖生素A、B、C、E、K，特別是維生素A、C的含量較一般蔬菜都高；此外還含有鐵、磷等微量元素、草酸等。

維生素是人體所必需的，可以保證人體健康，而且菠菜中的維生素A不僅能維持正常視力和上皮細胞的功能正常，還能防治夜盲症，增加抵抗力和促進兒童生長發育等；維生素B_2能防治口腔潰瘍、唇炎、舌炎、皮炎等；維生素K有止血作用；維生素C能抑制黑色素的形成；維生素E能抑制氧化脂質的形成，從而防治黃褐斑。

◆中醫認為菠菜性冷滑，可治療便秘、痔瘡等

中醫認為菠菜味甘性冷滑，具有利五臟、活血脈、通胃腸、開胸膈、調中氣、止煩渴、解酒毒和潤腸通便的功效，適用於慢性便秘、高血壓、

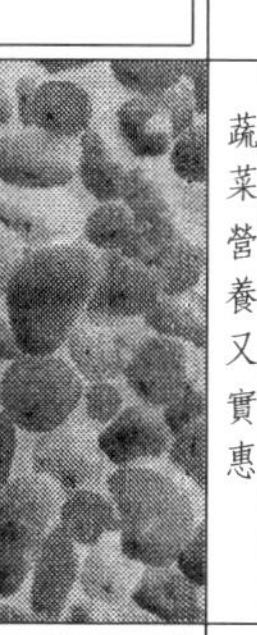

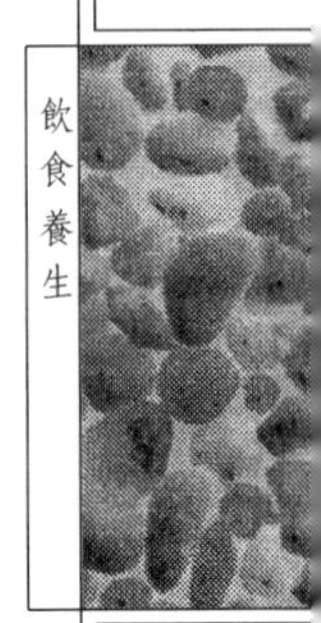

消渴引飲、貧血、頭暈、痔瘡等疾病。菠菜性滑，滑能通竅，凡久病患有大便秘結及痔疾大便困難之人，食用菠菜非常適宜。

◇菠菜味澀，不宜與豆腐、牛奶等同食

菠菜味澀，就是因為其中含有大量的草酸。而草酸會與鈣結合成不能溶解的草酸鈣，從而使經常食用的食物如豆腐、牛奶等含有鈣不能被人體利用，這是菠菜最大的缺點，故菠菜不宜與豆腐、牛奶等同食。

當然，菠菜中的草酸是可以消除的。在食用前，先用大量的水把菠菜燙一下，再做菜食用，即可消除其中的大部分草酸，兒童吃菠菜時更應如此。

◇麻油拌菜療便秘

鮮菠菜250g，洗淨、切碎後，開水煮三分鐘，撈出、瀝去水，以麻油、鹽、味精拌食，每日二次，有潤腸通便的作用，可治療慢性便秘。

韮菜新鮮綠盈盈

在乍暖還寒的冬末春初，餐桌上添一碟綠盈盈的鮮韮菜，可使人耳目一新，一嚐為快。古人很推崇韮菜，在《詩經》中就把它和稻米羔羊相提並論，因其「翠髮煎還生」，做菜「可生可熟，乃菜中最有益者」，更因其具有較高的藥用價值。

◆韮菜因助陽之效突出，又名「起陽草」

中醫認為韮菜入肝、脾、腎經，因其補肝溫腎、助陽固精作用突出，所以藥典上又名「起陽草」。

◆韮菜性味名異，功效不一

韮菜的葉、根、種子均可入藥。葉和根具有活血散瘀，止血、止渴、

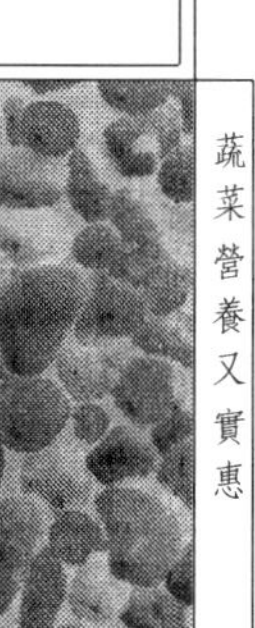

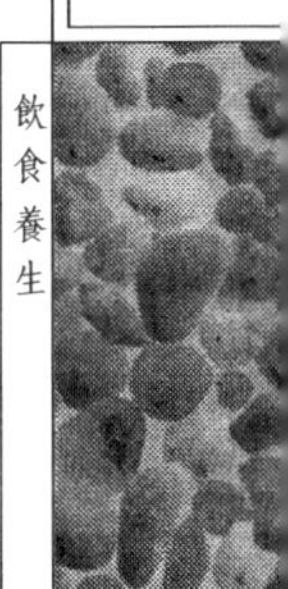

補中、助肝、通絡等功效，適用於鐵打損傷、噎膈、反胃、腸炎、吐血、衄血、胸痛等症。而韭菜子有固精、壯陽、補腎、治帶下、暖腰膝的功效，適用於陽萎、早泄、遺精、多尿等症。

◆現代研究表明，韭菜含有大量的營養物質

韭菜葉內含蛋白質、硫化合物、礦物質、胡蘿蔔素、維生素B、C及粗纖維，具有降低血脂的作用，食之對高血脂及冠心病人有益。

◆韭菜可裹堅物保護腸胃

韭菜葉中含有豐富的粗纖維，而且比較堅韌，不易被胃腸消化吸收。如果大量食之，由於粗纖維對腸道的刺激作用，可使腸蠕動增強，引起排便，如果有人誤吞金屬等堅銳之物時，醫者常囑咐多多服食韭菜。

方法以韭菜300g左右，不要切斷，用水燙熟後食，或以油鹽炒熟食。韭菜食後，金屬等堅銳之物會被韭菜裹住同大便排出，可防止腸胃受傷，

減少痛苦。

◆韮汁一杯妙用多

生韮菜適量，以開水泡過，砸爛取汁，每日三次，每次100ml，可治療噎膈胸腹痛。韮葉搗汁一杯，夏天冷服，冬天溫服，可治療鼻出血。韮葉搗汁一杯灌服，或取少量滴鼻，可救醒中暑昏迷者，韮菜連根絞汁，炖熱溫服，可治急性胃腸炎。

四季皆宜是黃瓜

◆黃瓜又名胡瓜，四季皆可食

黃瓜最初叫胡瓜，係西漢張騫出使西域時引進的，在有些地方又稱王瓜、刺瓜。黃瓜種類繁多，一般常食的有三葉黃瓜、八叉黃瓜、寧陽刺瓜、

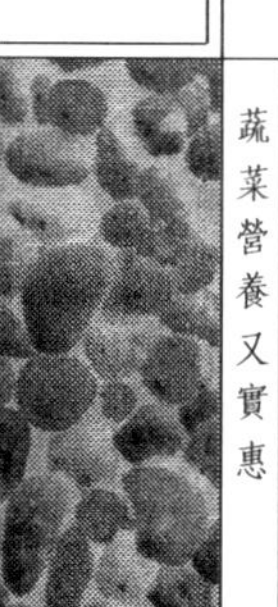

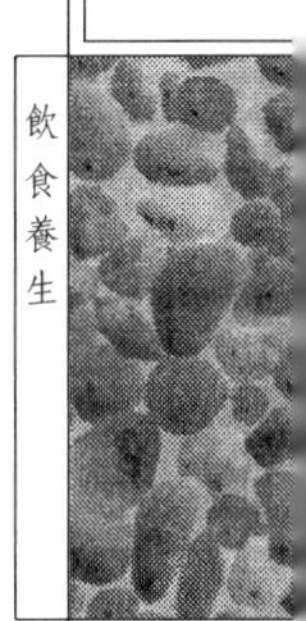

旱黃瓜等，其中以寧陽刺黃瓜為最好。現在，可在溫室栽培，故一年四季均可吃到新鮮黃瓜。黃瓜做菜，可生食、涼拌、炒食，亦可腌漬和醬製。

◆黃瓜甘寒，清熱去煩渴

黃瓜性味甘寒，入胃、小腸經。有清熱解渴、祛濕、滑腸、解毒的功效，可治療煩渴、咽喉腫痛，四肢浮腫等症。黃瓜清甜多汁，生吃清熱生津去煩渴。

治療內熱煩渴　取生黃瓜200g，洗淨生食，每日二～三次。亦可將黃瓜數條，去瓤洗淨，切成條狀，加少量水煮沸後撈出，趁熱加入蜂蜜100g，調勻再煮沸，即可隨量食用，又能治療小兒夏季發熱咽喉腫痛。

治療四肢浮腫　以老黃瓜皮30g水煎，每日二～三次，連續服用，可治療四肢皮膚輕度浮腫。

◆黃瓜藥食兩相宜

黃瓜為葫蘆科植物黃瓜的果實，除食用外，亦可作藥。其葉、藤、根、果實均入藥。在蔬菜中，黃瓜含水量較多，為低熱量食品，主要成分的糖類和甙類，並有多種游離氨基酸、纖生素B、C及較多的礦物質，還含有嬌嫩的細纖維素，能促進腸道中腐敗食物的排泄和降低膽固醇。

鮮黃瓜中還含有丙醇二酸，可以抑制糖類物質轉變為脂肪，故黃瓜可作為減肥食品。有些美容師習慣用黃瓜汁來清潔和保護皮膚，用搗碎的黃瓜來消除皺紋。黃瓜頭部苦味成份為胡蘆素，其中胡蘆素C有抗腫瘤作用。

近年通過臨床實驗，證明黃瓜藤具有明顯的直接擴張血管和減慢心率的作用，並可降低膽固醇和血壓，且無不良反應。

由上述可見，黃瓜既可作菜，又可入藥。

想瘦的人吃冬瓜

◆冬瓜乃老少皆宜的家常瓜菜

冬瓜又名枕瓜。《神農本草經》稱為「水芝」，以皮青多毛味甘而不酸的為佳，是老幼咸宜的家常瓜菜。李時珍說：「其肉可煮為茹，可蜜為果；其子仁亦可食，蓋兼蔬、果之用。」

◆冬瓜甘淡、乃消暑、利尿、減肥佳品

冬瓜甘淡，入脾、肺、大小腸經。歷代醫書對冬瓜的醫用均有較詳細的記載。《神農本草經》亦言其「主除小腹水脹、利小便，止渴」。在我國民間，常用冬瓜熬湯喝，取其消暑、清涼、利尿、解毒的作用，另據《食療本草》說：「熱者食之佳，冷者食之瘦人；煮食練五臟，為其下氣故也。

欲得體瘦輕健者，則可常食之；若要肥，則勿多食也。」可見冬瓜也是一種減肥佳品。

冬瓜組成成份有別，效用各異

冬瓜由皮、子、肉、內瓤、藤、葉組成，其成分不同，相應的功效也就有區別。

反瓜皮能利小便，消水腫。冬瓜肉亦能利水消腫。

冬瓜子有清肺熱、化痰、排膿、利濕功效，妙熟久服，益胃健脾，補肝明目，令人顏色潤澤。在治療痰熱咳嗽、肺痛、腸痛等病症方面，功用獨到。

冬瓜是腎臟病患者的理想蔬菜

冬瓜是葫蘆科植物冬瓜的果實，因老熟後皮上有白粉，故名白瓜。主要成分有蛋白質、糖類、粗纖維、多種礦物質、維生素等。冬瓜不含脂肪，

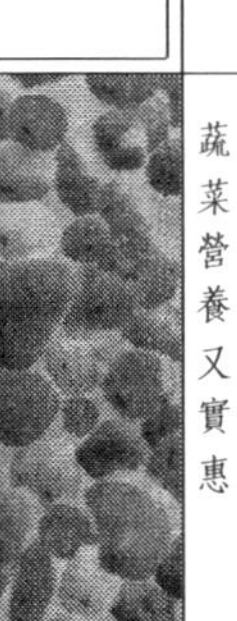

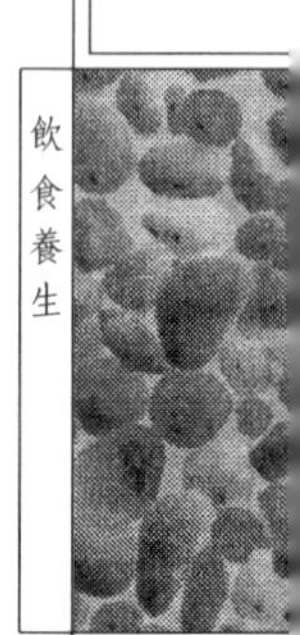

含鈉量低，不但可以減肥，對腎臟病、糖尿病、不明原因的浮腫也有大有益處。因為腎臟病患者要盡量少吃含鈉鹽的食物，冬瓜又可利水消腫，所以說是腎臟病患者的理想蔬菜。

◆潤肺止咳冬瓜糖

將冬瓜切皮去瓤，洗淨切條塊狀，加蜜適量共煮至熟，晾乾隨吃，有潤肺止咳之效。

◆消暑生津冬瓜湯

冬瓜洗淨煮湯，日喝數次，可消暑生津，也可治療中暑。

◆利水消腫吃冬瓜

取冬瓜皮120g，玉米鬚30g，白茅根30g，水煎，一日分三次服用。可利尿消腫。或冬瓜一個，鯉魚一條，清炖，食冬瓜和魚，飲湯，可治療慢性腎炎或冬瓜一個煎湯服，每日早晚各一次，也可利水消腫。

◇瓜瓤搗爛去雀斑

鮮冬瓜瓤適量，搗爛取汁，塗敷患處，每日一～二次，連續應用，可除雀斑。

馬齒莧最適合女性

◇馬齒莧葉小似瓜子，又名瓜子菜

馬齒莧，又稱馬齒菜、豆瓣菜，是一種蔓地而生的野菜。其嫩葉及葉梗呈微紅色，葉的形狀大小如瓜子，故又稱「瓜子葉」。全草多粘液，食用嫩葉莖，以根壯、質嫩、葉多、無花、子為佳。可用開水煮熟，連湯飲之，亦可開水燙後涼拌或拌炒米粉，藥用全草，夏秋季採用鮮品，乾品全

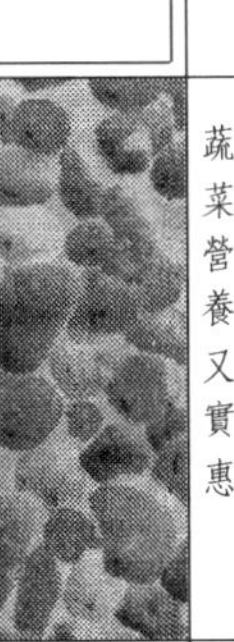

年可用。

◇馬齒酸寒，止痢功高

馬齒莧性味酸寒，入大腸、肝經。有清熱解毒、涼血止血，利尿通淋等作用。《食療本草》明確指出：「濕癬白禿，取馬齒膏塗之；若燒灰敷之亦良。」

臨床常以鮮品絞汁服用或與黃芩、黃連配伍同用，治療濕熱瀉痢及下痢膿血、急性腹瀉等症，效果顯著。藥理研究亦表明，馬齒莧對各類痢疾桿菌、傷寒桿菌、金黃色葡萄球菌均有抑制作用。

◇馬齒入藥，止崩效優

《本草綱目》說馬齒莧「散血消腫，利腸滑胎，解毒通淋，治產後虛汗。」馬齒莧絞汁內服還可治療婦女赤白帶下及子宮出血對子宮有收縮作用。煎汁外用或以鮮品搗爛外敷對於火毒痛癤⑦有效。

◆馬齒莧鮮品最有用

取鮮馬齒莧、蜜糖各半，擠汁和開水沖服，或鮮馬齒莧100g，洗淨、切碎、粳米50g，共煮粥，空腹淡食；或鮮馬齒莧洗淨，搗爛，取汁服用，每日三次，每日20～30ml，皆能治療痢疾。

鮮馬齒莧搗爛絞汁100～150ml，加蛋白一個，調勻溫服，能治療赤白帶。馬齒莧鮮品洗淨搗爛如泥狀，敷患處或單味水煎洗，可治療痛腫、惡瘡、濕疹。馬齒莧25g，百部15g，水煎，一日二次分服，治療皮膚瘙癢症。鮮馬齒莧300g，車前草50g，水煎服，每日三次分服，有止血利尿之效。

馬齒莧60g，生甘草6g，水煎服，每日一劑，能治療細菌性痢疾。馬齒莧100g，瘦肉100g，文火慢煎，常服，用以治療小兒咽喉腫痛及氮火咳嗽等症。

香芫荽會解毒

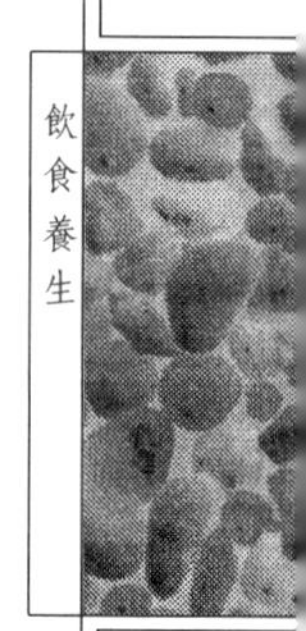

◇芫荽又名香菜，以嫩葉食用

芫荽又名香菜，為傘形科一年生草本植物，莖直立空中，高約30cm，羽狀復葉，果實近圓形。我國各地均有種植，食用其嫩葉莖。據傳芫荽自西域胡地攜來，故又稱胡荽。

◇芫荽具有異香，是葷菜最佳的調味品

芫荽具有特殊的香味，是烹調葷菜最好的調味品。燒牛肉、蒸牛肉時，用鮮芫荽作調料，其味別具一格，香美可口、烹飪茄子、活魚、豆腐時，加入芫荽作調料，其味美不勝收，芫荽還是涼拌菜餚如涼拌肉、涼拌豆腐乾等的調料。

◇現代科學分析，芫荽含維生素C等成分

芫荽主要含有蛋白質、維生素C、碳水化合物、鈣、維生素B等物質。還含有正癸醛、壬醛、芳樟醇等成分，這使芫荽具有特殊的香味。並能促進血液的循環。

芫荽富含維生素C，可以其作涼拌菜生吃或燒菜作調料蘸水即起，可使維生素C不遭破壞，而保持其營養和香味，是很符合現代科學道理的。

◇中醫認為芫荽芳香開胃，且可解毒

芫荽味辛性溫，入肺、胃經，有芳香健胃、驅風解毒之效，適用於小兒床疹，風疹出疹不快或出疹復發，食物積滯，風寒感冒，以及食肉中毒等。

臨床上應用其辛溫香竄，內通心脾，外達四肢之理，發散風寒，祛除一切不正之氣，能除發熱頭痛，穀食停滯可消，亦使痳疹、痘疹透發而癒。

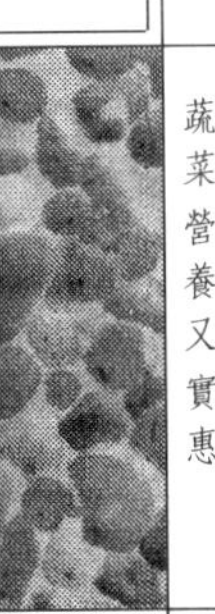

在食用雞、鴨、魚、肉時，以之為伴，能令味美而去腥解毒。

◆芫荽汁內服治乳腫塊

芫荽250g，洗淨，搗爛取汁，分三次沖酒溫服，每日一劑，可治初起乳腫，並有通乳之效。

◆香菜熬湯透麻疹

取香菜連鬚三株，荸薺三個，柴草根3g，加水大半碗，煎十五分鐘後濾汁，分二次服，隔四小時服一次。在將要出疹時服，可防止併發症。或香菜500g，水燒沸開後，將香菜略煮即可，然後將水倒入盆中，先以熱氣燻，後用水洗手足，可治麻疹應出不出或疹出不透等症。

◆香菜飴糖治傷風

香菜30g，飴糖（麥芽糖）15g，加米湯半碗，糖蒸溶化後服。可祛

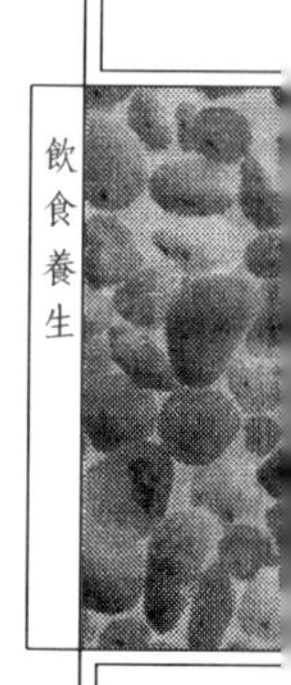

風解毒，治療傷風感冒。

◆香菜浸酒祛胃痛

香菜葉1000g，葡萄酒500ml將香菜浸入，三日後，去葉，飲酒15ml，有健胃止痛之效，可治療胃寒引起的痙攣疼痛。

吃薤白可以寬胸保心

◆薤白、美譽為「菜中靈芝」

薤白味似大蒜，而葉又類葱中空，俗稱「野蒜」、「小獨蒜」，其根色白，故又稱「薤白頭」。多生長於草地、山坡向陽乾燥處。五月掘取，藥用食用都以鮮品，或者可洗淨沸水煮透、晒乾備用。薤白味美宜人，有「菜中靈芝」的美稱。

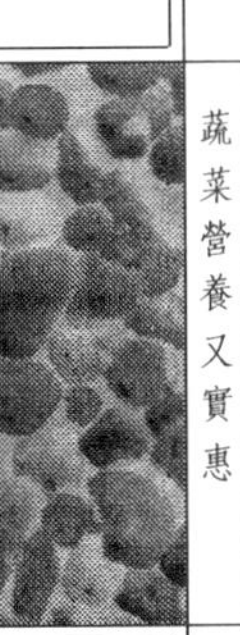

◆薤白辛溫，擅寬胸理氣

薤白性溫，味辛苦，歸肺、胃、大腸經。有寬胸理氣、通陽⑧散結之效。杜甫有詩一首：「東北青芻色，圓齊玉箸頭。衰年關膈冷，味暖開無憂。」即言薤白有溫補之功。

李時珍的《本草綱目》中亦載：「薤味辛氣溫，諸家言其溫補。……治少陰病厥逆泄痢及胸瘟刺痛，下氣散血。」臨床常用其治療冠心痛所致胸悶、胸痛，以及老年人的慢性腸炎等。

◆薤白熬粥善寬胸

取薤白10～15g，洗淨、切碎，與粳米100g加水共熬稀粥，每日二次服用，有寬胸、通陽之利，既可治療冠心痛，又可用於腸炎。

怕冷的人要吃紅辣椒

一般說，各種辣椒都帶辣味，有的辣味大，有的辣味小。但也不是所有的辣椒都辣。

◇辣椒品種多樣，營養豐富

辣椒品種很多，有羊角椒、柿子椒、沖天椒、小辣椒，為茄科植物辣椒的果實，各地區又有辣茄、辣子、番椒、辣虎等不同稱呼。辣椒營養豐富，主要成分有辣椒鹼、揮發油、蛋白質、胡蘿蔔素、維生素A、C等。

◇溫中散寒⑨辣椒妙

辣椒苦辛，大熱，無毒，入脾、胃、肝、大腸經。可溫中祛寒、健胃、消食化滯⑩。常用於治療食欲不振、消化不良、蟲積、風濕、凍瘡等症。

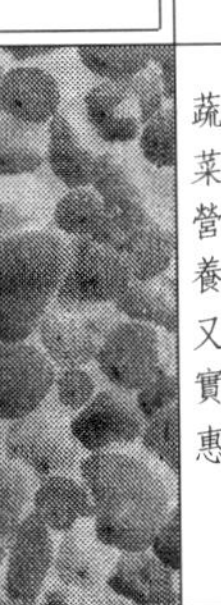

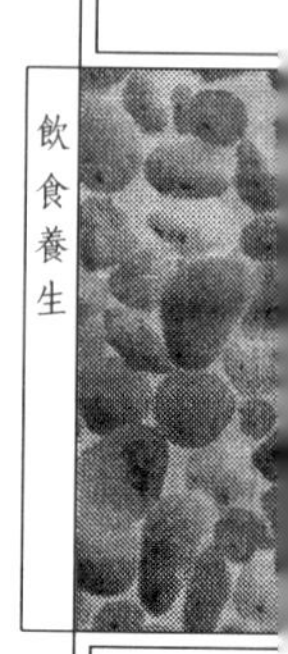

凡胃寒、胃痛患者，經常吃少量辣椒，以其溫中散寒之力，而達去除胃中寒濕、止痛之效。辣椒對於風濕性關節痛、寒濕性腰肌痛、凍瘡等，局部外敷，均有很好的溫散寒濕而止痛的作用。

◆現代藥理研究證明，辣椒鹼可促進食欲，擴張血管

現代藥理研究證明，辣椒中所含的辣椒鹼能刺激唾液和胃腸的分泌，並增加胃腸蠕動，對治療胃腸功能減弱、消化不良、胃腸充氣及防治傷風、感冒等都有一定療效；辣椒鹼外用，還可使皮膚局部血管擴張，血液循環加速，對凍瘡、禿髮等有效。

◆辣椒泡酒治禿髮

辣椒洗淨晾乾，切碎後泡入酒中，十餘日後過濾去渣，取酒適量塗擦禿髮、脫髮部位，每日數次，可促進毛髮再生。

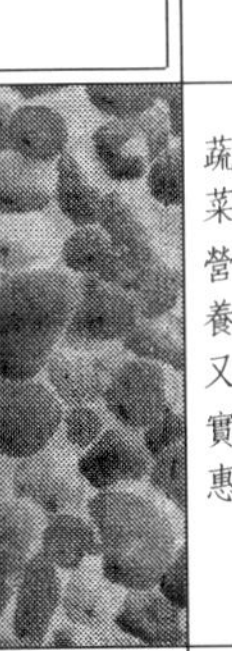

◆辣椒食用的禁忌

辣椒雖好，但也不宜多吃。對於患有胃潰瘍、肺結核、痔瘡、癤等疾病的人都不宜食用。

大蒜解毒又強身

◆大蒜因出胡地，故稱「葫蒜」

大蒜古稱「葫蒜」，據載是漢代張騫出使西域時，帶回國來種植的，因出胡地，故稱「葫蒜」。

◆大蒜藥食並取

大蒜為百合科多年生草本植物的地下鱗莖，按其鱗莖皮色的不同分紫皮蒜和白皮蒜兩種，按蒜瓣大小不同分大瓣蒜種和小瓣蒜種。蒜頭、蒜苗、莖苔均可食用，蒜的全株亦可入藥。

◆大蒜辛溫，解毒健身

中醫認為，大蒜性溫味辛，入脾、胃、肺、經，有殺蟲除濁，健脾開胃，溫中消食，解毒攻積等作用。可治療瘤腫疔毒、惡瘡，水氣腫滿，泄瀉痢疾，腹中冷痛，宿食不消，殺鈎蟲、蛔蟲，解蟹毒及蜈蚣、螫子咬傷。

◆現代醫學研究，大蒜是天然的抗生素

據現代醫學研究，大蒜主要含蛋白質，澱粉、維生素B、C、大蒜辣素、大蒜胺酸、揮發油等。大蒜辣素是天然的抗生素，在有殺菌作用的高等植物中，大蒜殺菌效力最大，紫皮蒜、獨頭蒜最強。

大蒜製造藥劑已廣泛應用於臨床，對於流感病毒、葡萄球菌、鏈球菌、腦炎雙球菌、傷寒、副傷寒、痢疾桿菌及霍亂及白喉等致病菌均有殺滅作

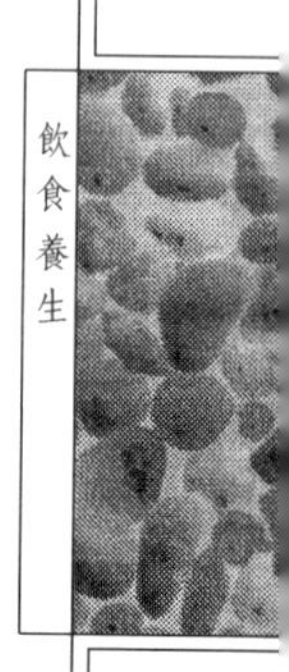

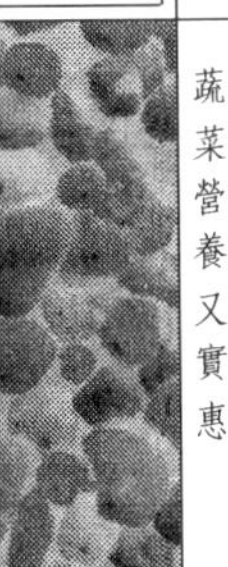

用。如將蒜瓣放在口內嚼五分鐘，就能殺滅口腔內潛藏的各種細菌。大蒜中還含有激發人體巨噬細胞吞噬癌細胞的有效成分。另外，大蒜還有降脂、抗凝、治療心血管疾病的作用。

◆大蒜防病治病歷史悠久

中國使用大蒜防病治病已有悠久的歷史。名醫華佗早已用大蒜治療蛔蟲病，李時珍在《本草綱目》中明確指出大蒜治病，功效奇特。據載「嘗有一婦，衄血，晝夜不止，諸治不效，時珍令以蒜敷足心，即時血止」。

國外藥用大蒜的歷史也淵遠流長。古希臘運動員曾以大蒜作為保健食品；古代的波斯人發現吃大蒜可增強血液循環，使手腳發熱，臉面發紅；公元五世紀時，印度醫生又發現常吃大蒜能使智能加強，嗓音宏亮；古羅馬的隨軍醫生，用大蒜治療士兵的胃腸病，寄生蟲病；二戰期間，蘇聯用大蒜製成大蒜油，號稱「蘇聯的盤尼西林」，廣泛用於戰爭中受傷的軍人和人民群眾的疾病。

◆大蒜貼敷可止血

流鼻血取大蒜一枚，去皮搗爛如泥狀，貼於湧泉穴，上敷塑膠布，再用膠布固定。左鼻出血貼左足，右鼻出血貼右足，兩鼻出血則俱貼。

◆大蒜取汁能防病

預防流行感冒　大蒜數枚，搗爛後加溫開水，攪拌取汁，每日三次滴鼻，每次三～五滴，連用三～四天。

◆大蒜佐餐又解毒

大蒜作為蔬菜，可單用生食，或做糖醋蒜頭佐食，亦可作調味品，借其辛辣之味，增加菜蔬的香味，食之開胃，幫助消化；大蒜還可解毒，吃蟹時，常伴薑、蒜同用。

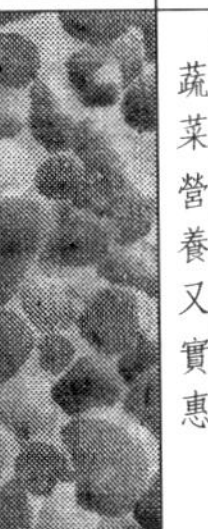

◆大蒜辛辣勿多食

大蒜中的大蒜辣素可刺激胃液分泌，增進食欲，幫助消化，然其性屬溫熱，多食可致胃壁痙攣、疼痛、噁心、嘔吐、腸鳴等不適，對於陰虛火旺⑪者或肝熱目疾者則宜戒之。

大蒜局部應用有刺激性。大蒜注射液對血管壁有一定刺激性，可加重心肌缺血，長期注射可引起靜脈炎。過多食用大蒜，可造成肝臟功能障礙，引起貧血。

◆大蒜口臭易去除

吃了大蒜後，尤其是生用後，口要發臭，嘴裡有一股異味。現介紹三種去除蒜臭的方法：一是在吃大蒜後，用一片當歸含於口內，二是用少許茶葉放在口內細嚼，三是吃幾枚大棗，皆可去除口臭，行之有效。

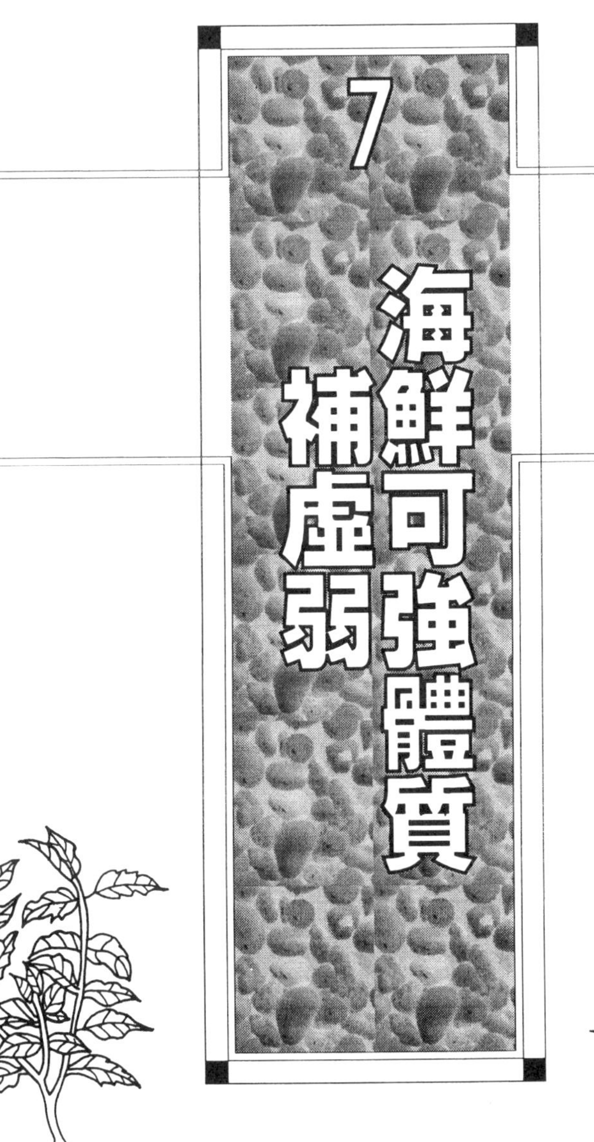

7 海鮮可強體質 補虛弱

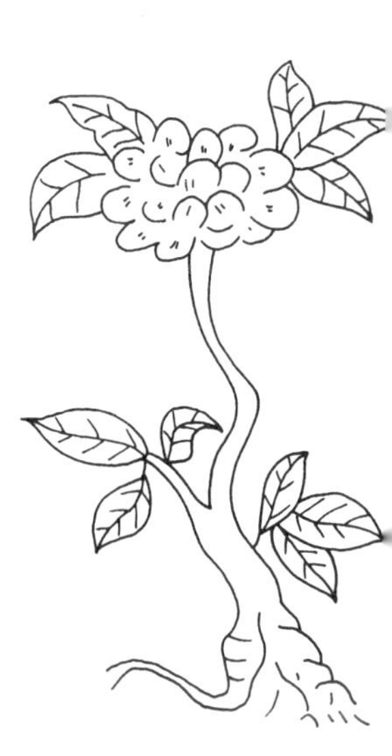

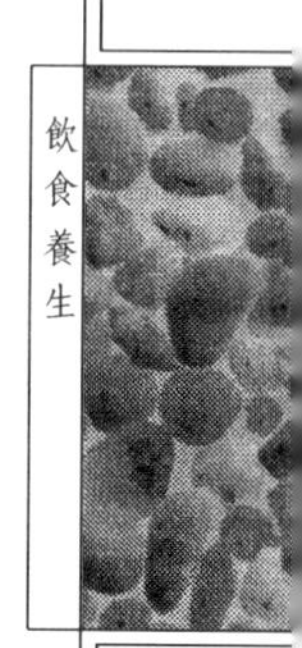

懷孕的婦女要多吃鯉魚

◇鯉魚又稱拐子、鯉子，《神農本草經》列為上品

鯉魚又稱拐子、鯉子，有赤鯉、黃鯉、白鯉等品種，素有家魚之首的美稱。《神農本草經》亦將其列為上品。梁・陶弘景曾說：「鯉魚為諸魚之長，為食品上味。」

◇鯉魚味道鮮美，營養豐富

鯉魚營養豐富，主要含有豐富的蛋白質及脂肪、鈣、磷、鐵等。其中蛋白質為優質蛋白，為人體消化吸收，利用率可高達96%。另外，鯉魚還含有十幾種游離氨基酸，是魚味鮮美的主要原因。

鯉魚肉質鮮嫩，鬆軟、進食容易受到消化液的作用，消化吸收都較完善，很適合病人、產婦、老人和兒童食用。

◆鯉魚柔婦科良藥

中醫認為鯉魚性平味甘，入脾、肺、腎經，有安胎、消腫、催乳、祛瘀的作用，對於婦科病的防治功效卓著。可以治療妊娠早期胎動不安，妊娠中的水腫、羊水過多、產後乳汁過少、產後惡露不盡，月經不調等婦科疾病，也可治療肝硬化腹水、腎炎水腫、黃疸等。

◆鯉魚食用須去筋

食鯉魚時，須將魚兩側皮內一條似白線的筋抽去、棄之，這樣既可去除腥臊之味，又可除去強發性物，更好地發揮其補益效能。

◆鯉魚赤豆湯利水濕

鯉魚一條洗淨，赤小豆500g，於入鍋內，加火炖至魚熟豆爛，將魚肉、

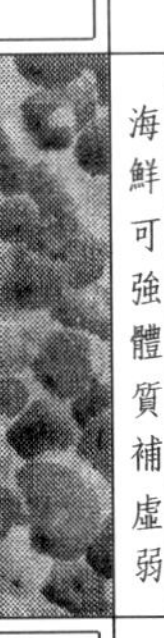

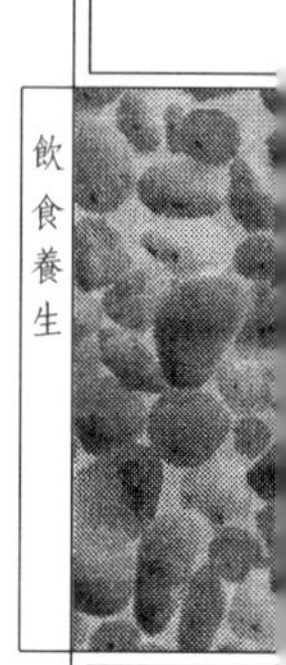

豆、湯全部食完，有健脾、利水之效，主治水腫、腹水，能治療孕婦的水腫。另外尚有通乳之效，可用於治療婦女產後乳汁不通。

體質虛弱鱔魚有效

◆鱔魚又稱長魚，全身入藥

鱔魚又稱長魚，為鱔科動物，棲於河道、湖泊、稻田中，常藏於泥穴中，不僅能食用，且其肉、皮、骨、血、頭均可入藥。

◆鱔魚性溫，補虛強筋

中醫認為鱔魚性溫味甘，歸肝、脾、腎經，有補虛損、強筋骨、祛風濕的作用。可用以治療癆傷、產後體虛、風寒濕痹⑫、下痢、膿血、痔瘻、臁瘡、直腸息肉、糖尿病等。

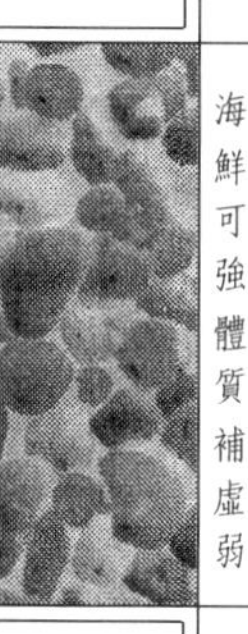

鱔魚長於溫中補虛，對於久病氣血不足、臟腑虛損，皆可作為補益食療之用。如薑汁鱔魚飯，即以活鱔魚、米加薑汁、水煮成飯，有健脾補血作用，對於貧血、體瘦、疲乏者可作為輔助治療之品。

◆鱔魚血溫腎強身療面癱

鱔魚血性平，味甘鹹，有祛風活血、溫腎壯陽之效，常用以治療顏面神經麻痺所致的面癱、口眼歪斜、耳痛、慢性化膿性中耳炎、鼻竇、癬、瘻等。活鱔魚血和入酒中，常人服用有很好的溫腎壯陽強身之功，而患面癱的病人，以之外搽患處，數日即可痊癒，對於新病則效果更佳，因鱔魚血祛風⑬之力較強，且能活血通絡。

◆黃鱔豬肉，補虛強身

黃鱔250g，去肉臟洗淨切段，豬肉100g，洗淨，搗為肉泥，共放入碗中，加水，調料適量，蒸熟，連湯食，有補虛身之功，適用於腎虛腰痛，心悸氣短、頭暈眼花、產後失血等症。

海參補血又補精

◇海參又名刺參，曬乾食用

海參又稱刺參、海鼠，為刺參科動物，有光參、刺參等廿餘種，黃海、渤海等均產，為上等滋補品，一般去內臟、洗淨泥沙，鹽水煮沸後曬乾備用。

◇現代藥理研究，海參有抑制黴菌等作用

海參主要成分為粗蛋白質，乾品含量達五五・五%以上，還有脂肪、碳水化合物、碘、鈣、磷、鐵等，其蛋白質含量高，營養豐富，為宴度上品，亦為食療佳品。海參中留醇、三萜醇等經藥理研究證明對多種黴菌有

抑制作用，海參霉素溶液能抑制某些肉瘤，對中風的痙攣性麻痹亦有效。

◆中醫認為，海參補腎養血之功頗強

海參性溫味咸，歸心、腎經。有補腎益精，養血潤燥，止血消炎之功。主要用於精血虧損，虛勞體弱、遺精陽萎、貧血肺癆、大便乾燥、小便頻數、糖尿病、再生障礙性貧血等病。海參的補腎養血之功較強，對於腎虛血虧之症皆有很好的療效。

◆海參食用也有宜忌

海參對於精少血虧者尤為適宜，但其性滑，脾胃虛弱、痰多、瀉痢、滑精者忌用。

◆海參藥膳補精血

海參50 g洗淨，豬胰一條、豬肝100 g，切成長塊，放入開水中汆一下

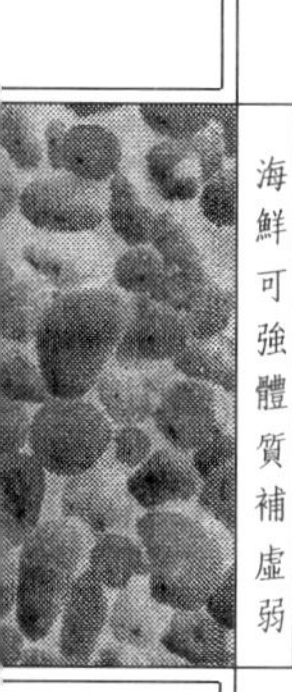

（去腥氣），放入砂鍋內，加入海參、雞湯、醬油、料酒、白糖、薑汁、蔥、鹽、豬油炖熟食用。有補腎潤燥，養血補血作用。適用於遺尿、遺精、陽萎、小便頻數等症。

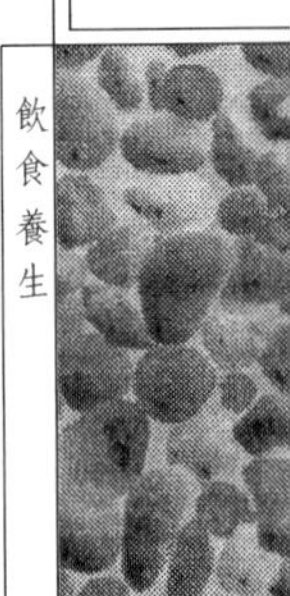

◇阿膠海參止便血

海參燒製研細末，每次用2g，加阿膠6g，加水半杯炖至溶化後，空腹用米湯沖服，每日三次，治痔瘡出血。

◇羊肉海參起陽萎

海參、羊肉切片，同煮湯，加入生薑、食鹽調味食用，適用於陽萎，小便頻數等病症。

◇冰糖海參降血壓

海參適量，加入冰糖適量，煮湯，每日早晨空腹服食，療程不限，可治高血壓、血管硬化等病。

◇海參肉湯強補身

海參、豬瘦肉切片，同煮湯，加食鹽調味食用，適用於體弱或病後或產後調補之用。

海蜇皮最能降低高血壓

◇海蜇，又稱水母，多涼拌食用

海蜇又名水母、海蛇、石鏡、百皮子。海蜇中間肉厚者俗稱「海蜇頭」，邊緣部份皮薄俗稱「海蜇皮」。海蜇皮質脆嫩爽口，常洗淨切碎後，作涼拌菜食用。

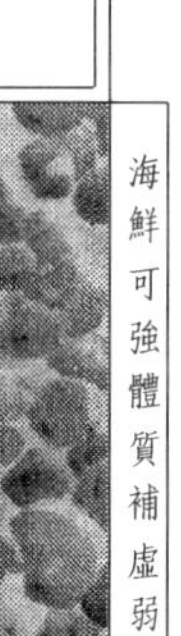

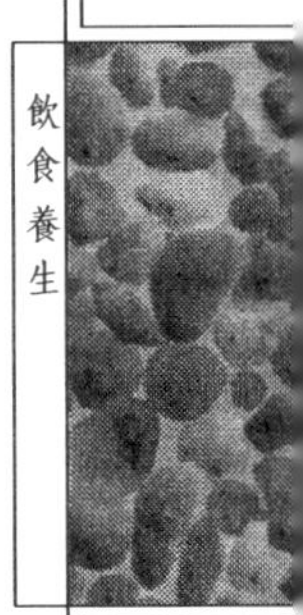

◆海蜇味鹹，有清熱、化痰、助排便、降血壓之效

中醫認為海蜇味鹹，性平，無毒，入肝、腎經。有清熱、化痰、助排便、降壓的作用，可治療咳嗽痰多，哮喘、便秘、高血壓、甲狀腺腫、無名腫毒、消化不良等症。

◆現代藥理研究，海蜇有較強的降壓作用

據分析，海蜇主要成分有蛋白質、脂肪、碳水化合物、鈣、鐵、膽鹼、烟酸等。現代藥理研究發現，海蜇頭原液有類似乙醯膽鹼的作用，可擴血管、降血壓。另據報導，海蜇、荸薺煮湯治療各期高血壓效果滿意，長期服用無毒性及副作用。

◆海蜇棗膏消潰瘍

海蜇500g洗淨切碎，大棗500g去核，紅糖250g，加水濃煎成膏，每次

10g，一日二次，適用於胃及十二指腸潰瘍。

撞傷瘀血吃蛤蜊

◇蛤蜊又稱蛤子，全年可捕食

蛤蜊又稱沙蜊、蛤仔、沙蛤，為貝殼軟體動物，蛤蜊肉味道鮮美，蛤蜊貝殼燒製研末稱為蛤蜊粉，皆可入藥。蛤蜊沿海均產，全年可捕捉。

◇蛤蜊肉營養豐富，其殼含鈣量大

蛤蜊肉營養豐富，主要成分為蛋白質、脂肪、碳水化合物、鈣、磷、鐵、維生素A、B等物質。

蛤蜊殼則主要含碳酸鈣，其鈣含量較大。另外尚含磷酸鈣、碳酸鎂、及微量銅等元素。

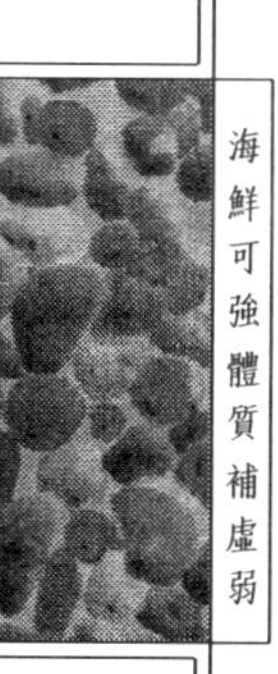

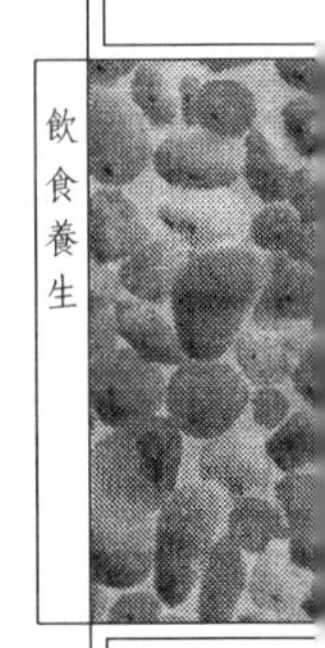

◆蛤蜊肉、殼皆可化痰助排便、消散瘀積

蛤蜊肉及殼性味鹹寒，入胃經，皆可化痰助排便，消散瘀積，能治療瘿⑭瘤、甲狀腺腫大、痞塊、咳喘痰多或內瘀血結等症，而且蛤蜊肉還能滋陰利水，對於胃陰虛、消渴、水腫較適宜，蛤蜊殼善清熱利濕，對小便黃赤短少，尿路感染及水火燙傷效果較好。

◆蛤蜊性寒，陽虛者忌用

蛤蜊性質寒冷，故陽虛體質畏寒、胃肢厥冷、脾胃虛寒酸痛，泄瀉者忌食，蛤蜊肉也不可過食，過量多食有破血之虞。

◆韮菜蛤蜊抗結核

韮菜250g，蛤蜊肉350g，洗淨切好，炒熟食用，有滋陰健胃作用，主治結核潮熱，陰虛盜汗，顴紅等症。

田螺肉清熱解毒

◇田螺又稱黃螺，食用部分為田螺肉

田螺又名黃螺、泥螺，為田螺科動物，食用部分為田螺肉。中國南方分佈較多，於夏、秋季食用。

◇田螺性寒，可清熱利尿，解毒消痛

田螺性寒味甘鹹，歸脾、胃、肝、大腸經。有清熱利尿，解毒消痛的作用。《本草綱目》即言田螺「煮食之，利大小便，去腹中結熱……。」可治療熱結小便不利、黃疸、水腫、消渴、痔瘡、目赤腫痛、療瘡腫毒等病症。

現代臨床上多用治腎病性腹水，有減少尿中蛋白，紅細胞的作用，另

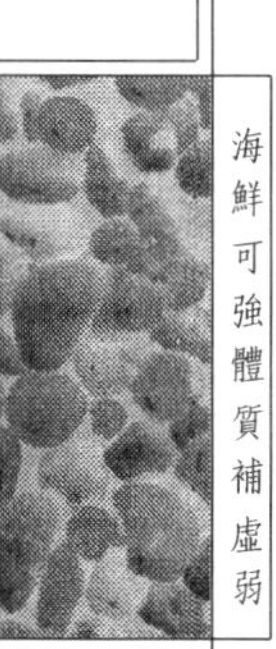

外對子宮頸癌放射治療後組織壞死的再生亦起一定的作用。

田螺生活於湖泊、河流及水田等處的泥中，常因水質污染而帶有病菌，故食用前應先用清水浸泡數日，待泥吐淨後，再將外殼清洗乾淨，煮熟後食。

田螺肉為冷利之品，若用油鹽薑蒜炒食之，則性稍平緩；若煮湯食，則性寒利，脾胃虛寒、呃酸者不宜多食。另外，田螺肉也不宜與土霉素、四環素等西藥同時服用。

◆田螺清液消外痔

田螺洗淨砸爛，加入適量的明礬粉，待上面出現一層清液後，用藥棉蘸液塗擦於患處，可治外痔。

◆田螺泌液外搽好

田螺內塞入冰片0.5g，取分泌液滴入耳內，可治中耳炎、耳內生瘡或

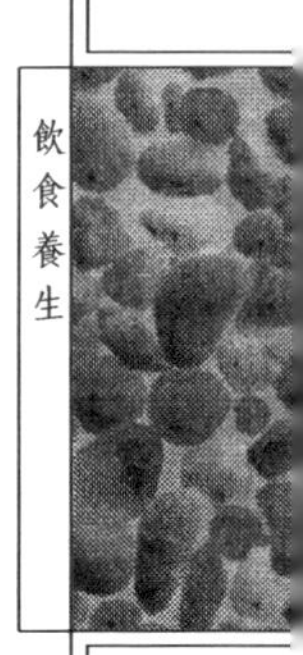

腫痛；若田螺內塞入黃連粉少許，取其分泌液外搽患處，則治子宮脫垂。

海帶可以化解身體腫硬

◇海帶又名昆布，藥食兩宜

海帶又名昆布、江白菜、海馬蘭等，生長於海中，夏秋兩季採收。海帶晾乾可久儲，一年四季皆可食用，可煎湯、炒食或切絲涼拌，入口爽滑，海帶亦可以入藥，洗淨稍晾，切成寬絲，陰乾備用。

◇海帶味鹹助排便

海帶味鹹性塞，入肝、胃、腎經，有助排便消痰、利水清熱之用。海帶功擅助排便散結，常以治療癭瘤、瘰癧⑮等病。另外，海帶還可以清熱利尿，常配伍其它利尿藥治療水腫或腳氣浮腫等病症。

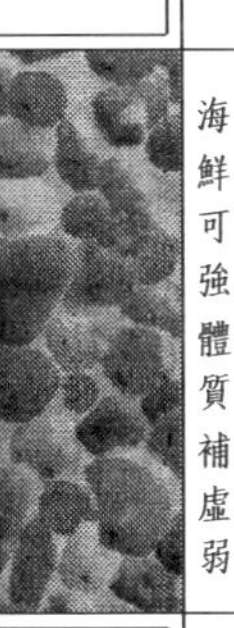

◆現代醫學研究，海帶能有效地防治甲狀腺腫、高血壓等疾病

據分析，海帶中含有豐富的多糖類褐膠酸、海藻氨酸、蛋白質、甘露醇、碘、鈣、鉀及維生素等。

海帶中碘的含量在食物中居於首位，據藥理研究，碘也是甲狀腺素的主要成分，可糾正甲狀腺功能不全，並促使其腫塊溶解消除，更藉助碘化物軟體組織及血液中形成的電解質滲透壓作用，使其病理毒素及炎性滲出物得以迅速吸收或排出。

故海帶治療甲狀腺腫瘤、淋巴結腫等效果都很好，而且對防治肺癌、胃癌、乳腺腫瘤、子宮肌瘤也有一定作用。

海帶中有豐富的甘露醇，也是臨床常用的脫水劑，有顯著的降壓作用，可用以治療高血壓、腦水腫、急性腎功能衰竭等。海帶中的多糖能阻止膽固醇的吸收，有效的抑制因膽固醇過高而引起的動脈硬化症，鉀還可以大大降低中風的發病率。故常吃海帶對動脈硬化症、高血壓、高血脂及心臟

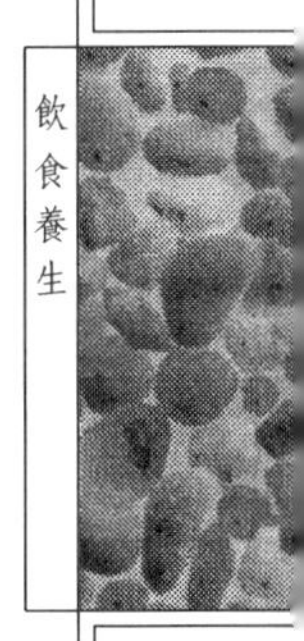

血管病等的防治有良好效果。

◆海帶木耳羹，降壓降脂抗腫瘤

海帶、里木耳各15g，用水洗淨發透，瘦豬肉60g，共切成絲，加水煮沸，再以食鹽調味，可防治消化道腫瘤、甲狀腺腫大、高血壓、高血脂等。

◆降壓效優海帶方

海帶50g，決明子25g，水煎，每日一劑，早、晚分二次服，吃海帶喝湯對高血壓、動脈硬化等病有效。

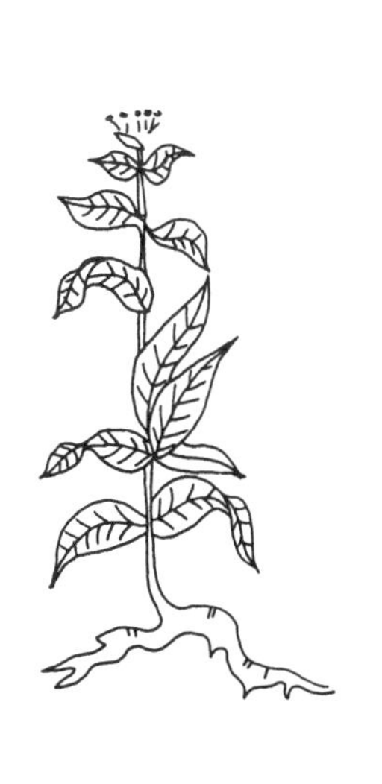

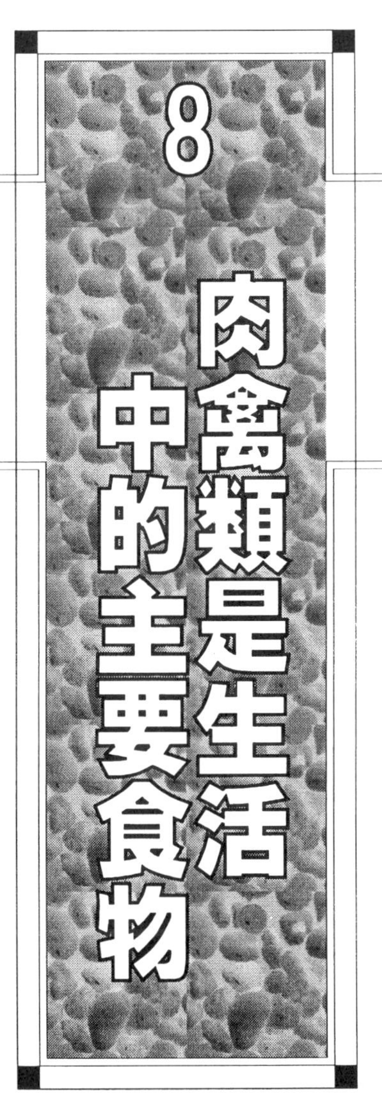

8 肉禽類是生活中的主要食物

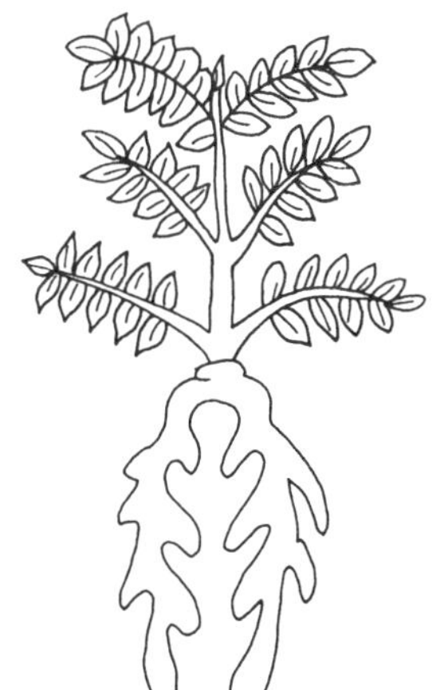

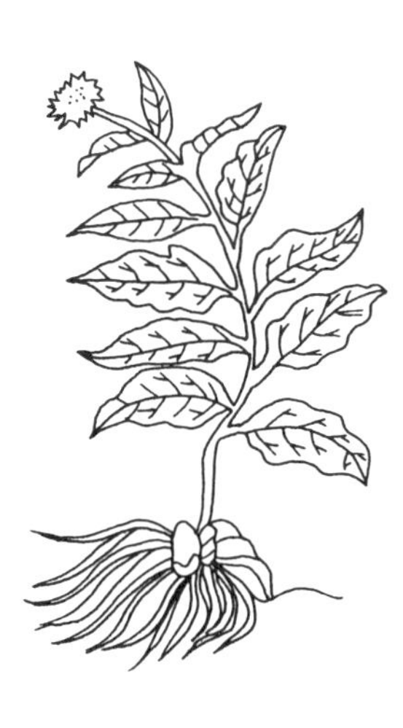

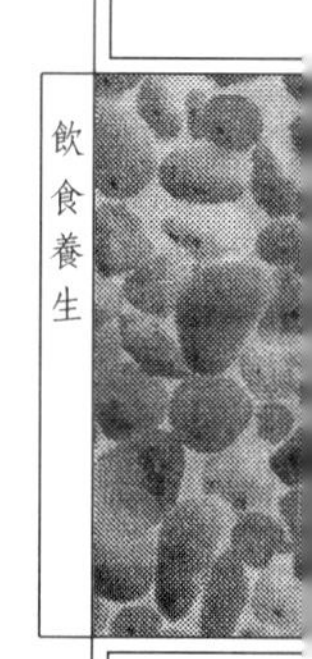

想要健康雞蛋不可少

◆雞蛋又名雞子、雞卵，藥食俱佳

雞蛋又稱雞子、雞卵，既是營養豐富老幼咸宜的美味佳品，又是防病治病、延年益壽的天然良藥。

◆雞蛋營養豐富，極易為人體吸收利用

一個雞蛋，在適宜的溫度下，不需從外界補充任何營養，就能孵出小雞，這足以說明雞蛋裏的營養是很全面的。

據分析，雞蛋含完全優質蛋白質，與人體組成相近，其消化吸收率可達九九・七%，高於牛奶、豬肉的吸收率。雞蛋中的脂肪經過乳化，也極易被人體消化吸收。其蛋黃中還含有大量的卵磷脂，它具有多種重要的生

理功能，並與人的記憶力密切相關。

經常食用，可避免老年人的記憶力減退。雞蛋中亦含有多種礦物質和維生素A、D、E及B_2、B_6等。其中鐵的含量比牛奶豐富。

◆中醫認為，雞蛋有祛病強身，延年益壽之效

中醫用蛋類治療各種疾病，歷史悠久。雞蛋的各個部分也有不同的功用和適應症。一般而言，雞蛋除「雞子」係用全體或蛋清和蛋黃合用外，尚可分為雞子白、雞子黃、雞子殼（雞蛋殼）、鳳凰衣（雞蛋內膜）、雞胚等部分。

雞子 味甘性平，功能潤燥滋陰，養血安胎，常用來治療熱病煩悶，燥咳聲啞，目赤咽痛，胎痛不安，產後口渴，下痢，燙傷等。

雞子白（雞子清，雞卵白，雞蛋白） 味甘性涼，功能潤肺利咽，清熱解毒。常用來治療咽痛，目赤、咳逆、下痢、瘧疾，燒傷，熱毒腫痛、食物藥物中毒，慢性中耳炎等病症。

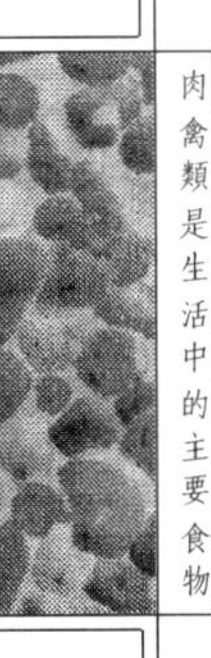

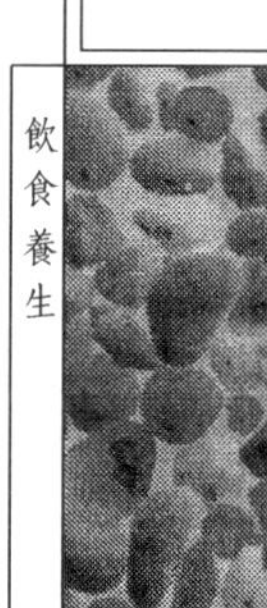

雞子黃（雞卵黃，雞蛋黃） 味甘性平，功能滋陰潤燥，養血熄風。常用以治療心煩不得眠，熱病氫厥，虛勞吐血，嘔逆，胎漏下血，燙傷，熱瘡，肝炎，小兒消化不良等。

雞子殼（雞卵殼，混沌池，鳳凰蛻，混沌皮，雞子蛻） 味甘澀性平。功能燥濕解毒，斂瘡制酸。常用來治療停飲膿痛、反胃、泛酸、小兒佝僂病，各種出血，眼角翳膜，頭身瘡癤，聤耳⑯流膿等。

鳳凰衣（雞卵中白皮，雞子白皮，鳳凰蛻，雞蛋膜衣，雞蛋衣） 味淡性平，功能養陰，清肺。常用來治療久咳，咽痛失音，瘰癧結核，潰瘍不斂等。

雞胚（鳳凰胎、雞卵胞） 味甘鹹性溫，功能滋補肝腎，常用於身體衰弱，氣血不足者。

雞蛋不僅可以治療疾病，而且也是常用的強身、抗衰老的保健食品。民間即有以糖心蛋、醋蛋、薺菜煮雞蛋、何首烏煮雞蛋、枸杞煮雞蛋等食用法來防病、健體、延年益壽的用法。

◆食用雞蛋有研究

生雞蛋中含有抗生物素和抗胰蛋白酶，兩種物質均能妨礙人體對營養、特別的蛋白質的吸收，故雞蛋不宜生吃。

另外據化驗統計，約14％的生雞蛋中含有致癌的沙門氏菌、真菌或寄生蟲卵，不新鮮的雞蛋，則帶菌率更高，生食雞蛋，則病菌亦隨之進入人體，使人染上疾病。另外，宿食積滯、腳氣、痘瘡患者不可多食雞蛋，高血脂、冠心病者不宜多食蛋黃，嬰幼兒不宜多食雞蛋白。

雞蛋以煮熟吃為好。最理想的吃法是煮嫩雞蛋，即蛋白凝固、蛋黃半凝固，這樣最易消化。有人喜食油煎雞蛋，蛋白質易遭破壞，而且不易消化。除煮嫩雞蛋外，蒸蛋羹、水臥雞蛋的吃法也是可取的。嬰幼兒、消化能力稍弱的產婦、老人及患慢性消化道疾病的人更應講究蛋的烹調方法。

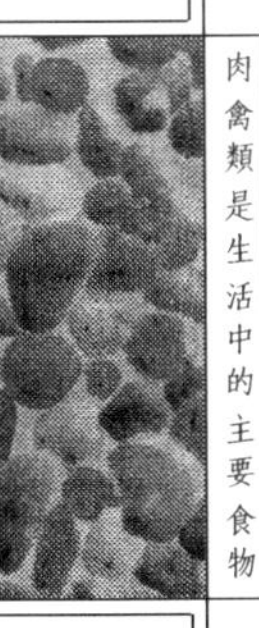

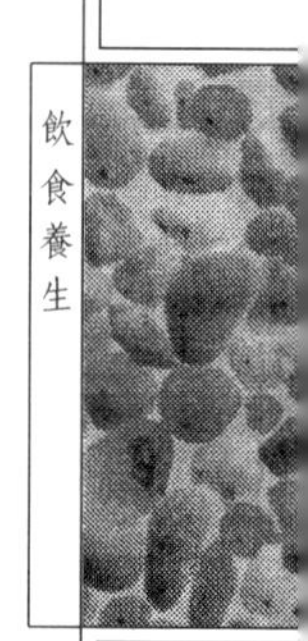

◆雞蛋紅棗助補身

用雞蛋二只，紅棗10枚，紅糖適量，加水煲湯服，能補中益氣養血。作為貧血及病後、產後氣血不足者的輔助療法，功效較好。

◆杞棗雞蛋強體質

用杞子15g、紅棗10g、雞蛋二只，加水同煲食用。是一種增強體質、調補氣血的補品。適用於頭暈眼花、精神恍惚、心慌心跳、健忘失眠等神經衰弱者。對體質虛弱、貧血、慢性肝炎、視力減退、夜多小便、肺結核及一切慢性病患者，也有一定的治療效果。

◆首烏雞蛋抗衰老

用何首烏30g、雞蛋二只，加水同煲，待蛋熟後去殼再煮20分鐘，吃蛋飲湯。適宜於治療鬚髮早白、脫髮過多，未老先衰、遺精、白帶過多，血虛便秘，體虛頭暈者，功效良好。

◇川芎煲蛋調經血

用雞蛋二只、川芎10g，加水同煲，蛋熟後去殼再煮20分鐘，吃蛋飲湯，每日一次。有活血養血，調經益氣之功效。適用於婦女月經不調、經閉、痛經及頭暈目眩者。

滋陰利尿鴨肉最好

鴨、品種較多，大致有家鴨和野鴨之分，鴨子是人們最熟悉的家禽之一。

◇鴨、色美味鮮，且營養豐富

鴨肉中含蛋白質、脂肪、碳水化合物、鈣、磷、鐵等多種營養素。鴨

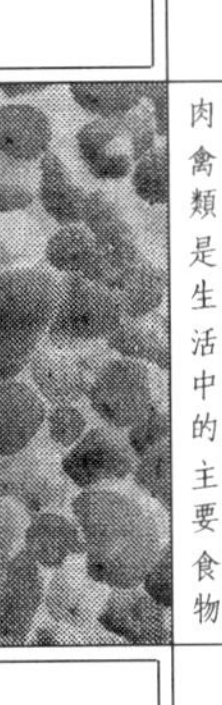

不僅營養豐富，也是大家經常吃的佳餚，色美味鮮，最能養人，很深受喜愛。

◆鴨性涼，善滋陰利水

鴨多生活在水中，多以水生之物為食，故其性偏涼，入藥以老鴨為優。李時珍曾說：鴨「嫩者毒，老者良」，而野鴨又勝於家鴨。

中醫認為鴨味甘性涼，無毒，入肺、腎經，有滋陰補腎、清肺養血、利水消腫之效。常用以治療骨蒸潮熱、陰虛失眠、肺熱咳嗽、腎炎水腫等症。一般認為凡體內有熱、有火的人適合吃鴨肉，特別是有低熱、虛弱、食少、便乾、水腫、盜汗、遺精及女子月經少，咽乾口渴等患者更為適宜。

但鴨性偏寒，對體虛寒或受涼而引起不思飲食、腹部冷痛、腹瀉清稀、腰痛及痛經等患者，以暫不食為好，以免增加身體不適。

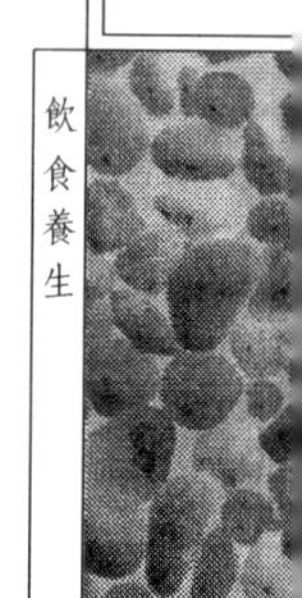

牛奶雖便宜好處說不盡

◆牛奶是一種大眾化的補品

牛奶是人人皆知的營養滋補品，亦是男女老少皆宜的食品。過去牛奶產量少，喝牛奶的只是極少數人，因而把它當作一種昂貴的補品。

《本草綱目》有這樣的詞句讚牛奶：「仙家酒，仙家酒，三個葫蘆盛一斗。五行釀出真醍糊（精制的奶酪），不離人間處處有。丹田若是乾涸時，咽下重樓潤枯朽。清晨能飲一升餘，返老還童天地久。」這裏說的仙家酒就是牛奶。現在牛奶已普及，已成為一種大眾化的補品。

◆牛奶味道鮮美，營養豐富，易被人體吸收

牛奶，味道鮮美，營養豐富，是人類最有益的物美價廉滋補食品。它

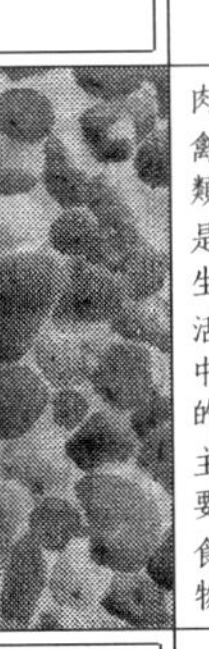

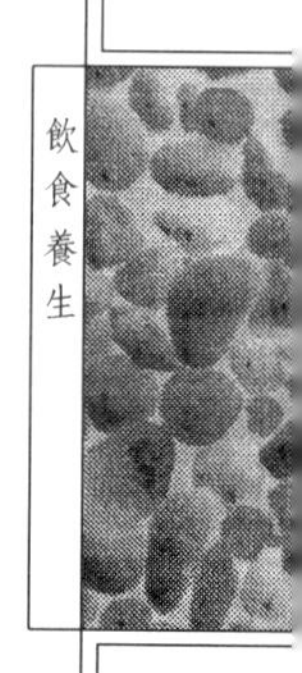

含有二百種營養物質和生物活性物質，其中包括六十二種乳酸、二十種胺基酸、二十五種礦物質、二十種維生素、十多種酶，數種乳糖以及其它成分。人體必需的八種氨胺酸和幾乎所有的維生素，牛奶都是，並含肉類中缺少的磷脂。

牛奶中主要為優質蛋白質，比魚類蛋白質更好，不但容易被分解吸收，而且非常適合人體的需要；牛奶中的脂肪、糖分、鈣等，亦易被人體消化吸收，所以牛奶尤其適用於小兒、老人病後初癒、身體虛弱者飲用。

◇現代醫學研究，牛奶有中和胃酸、降低膽固醇等作用

據現代科學研究發現，牛奶中有一種成分叫三甲基戊二酸，能抑制肝臟製造膽固醇，故有降低體內膽固醇，防治動脈硬化、高脂血症之效，對冠心病患者也有益。另外，牛奶能中和胃酸，服用牛奶對胃及十二指腸潰瘍有良好治療效果，飲用冰牛奶，還能使血管收縮而止血。

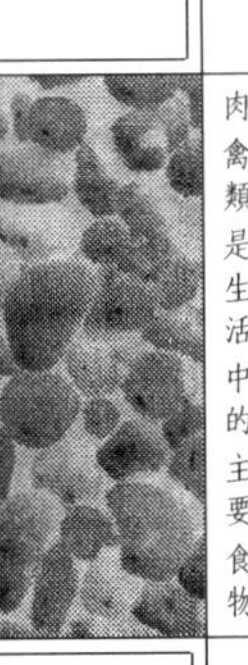

◇牛奶飲服有宜忌

牛奶營養豐富，是細菌良好的天然培養基，如果溫度適宜，細菌就會大量繁殖。所以，即使是在冬天，牛奶也最好現煮現飲，更不宜存放在熱水瓶中，以防變質。

牛奶有益於健康，這是大家熟知的。牛奶含有豐富的蛋白質，只能在攝入足量澱粉食物後才能不被作為熱量消耗掉。如果空腹時飲牛奶，便只能代替澱粉作為熱量消耗掉，這樣就太浪費了。

◇鮮奶點眼，解熱毒

取新鮮牛奶點患眼，每十五分鐘一次，每次數滴，有清熱解毒之效，可用於治療電光性眼炎。

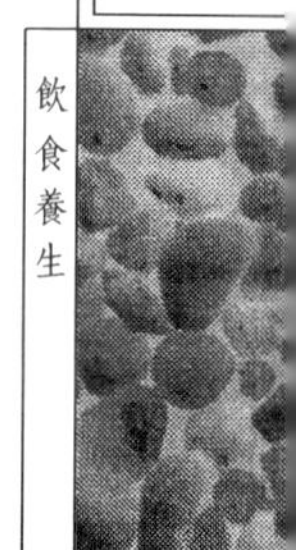

◆牛奶蜜芨益處多

鮮牛奶250ml煮沸後加入適量蜂蜜，每日一次能治療陰虛引起的便秘。再加入白芨粉6g，每日一次則可治胃、十二指腸潰瘍和合併出血症。

強筋壯骨吃牛肉

◆現代科學研究，牛肉含有極其豐富的營養物質

肉類中牛肉的營養價值最佳，常食之，能補氣健身，故古有「牛肉補氣，功同黃芪」之說。牛肉又分黃牛肉、水牛肉，是人們常食並喜愛的一道佳餚。牛肉中所含蛋白質比豬肉高倍，且脂肪、膽固醇含量低、維生素含量高，並含有人體所需的十二種胺基酸，因此，牛肉很適宜肥胖者、高血壓、冠心病、血管硬化和糖尿病者食用。

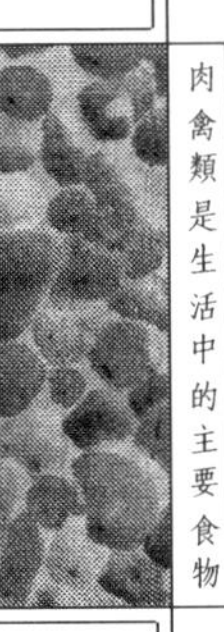

◆中醫學認為，牛肉溫中善補氣

中醫學認為牛肉味甘性溫，入脾、胃經。有補中益氣、滋養脾胃、強健筋骨、利水消腫的作用，可治療虛損羸瘦、脾胃不和、腰膝酸軟、四肢無力、消渴、痞⑰積、水腫等。如以牛肉與大米共煮粥食，對於脾氣不足，氣血兩虧的食欲不振、大便溏泄、體虛浮腫等就有很好的治療作用，蓋因牛肉善補中氣，可使脾強胃健，氣血充實。

◆牛肉濃汁善養身

牛肉洗淨絞爛，用攝氏60～70℃熱水泡10分鐘，再用文火慢慢熬成濃汁，常喝有養身健體之功，對於久病體虛者尤為適宜。

◆蕃茄燒牛肉，平肝健脾養胃

鮮蕃茄250g洗淨切塊，牛肉100g洗淨切成薄片，用少許油、鹽、糖調

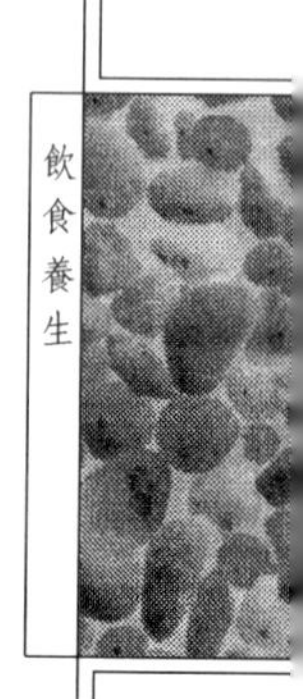

味同煮熟，佐膳食用。有平肝益血、健胃消食、養肝補脾的作用，對高血壓、慢性肝炎有良好的輔助治療功效。

◆牛肉茴香末，止咳除痰振食欲

牛肉400g洗淨切塊，放在炒香研成粉末的芝麻裏攪拌均勻，並放置二小時後，再放入熱油鍋內快炒片刻，加水、醬油、糖共煮熟，盛入碗內，再撒上炒香成末的小茴香15g即可食用，有強身壯體、止咳除痰的作用，適用於風邪咳嗽、痰多，食欲不振等症。

羊肉多吃會壯陽

◆冬令補品—羊肉

羊肉有山羊肉、綿羊肉、野羊肉之分。古時稱羊肉為羖肉、羝肉、羯肉，既能禦風寒，又可補身體，最適宜於冬季食用，故被稱為冬令補品，深得人們歡迎。

◇羊肉性溫，乃補陽佳品

中醫學認為羊肉味甘性溫，歸脾、腎、心經。有暖中去寒、溫補氣血、開胃增加的功效。對於風寒咳嗽、慢性支氣管炎、虛寒哮喘、腎虧陽萎、腹部冷痛、體虛畏寒、腰膝發軟、面黃肌瘦、氣血兩虧、病後或產後身冷等陽虛症均有治療和補益的雙重作用。」

《金匱要略》中的名方當歸生薑羊肉湯，即以當歸、生薑與羊肉共煨，治療產後虛寒腹痛、寒疝等，蓋因羊肉性溫，善溫中祛寒，故為補陽佳品。

◇羊肉異味巧去除

羊肉營養豐富，含優質蛋白、脂肪、無機鹽、維生素等。但其中有一股羊膻怪味，令人對戾，假若因此而冷落忌食，真太辜負了補益的羊肉。

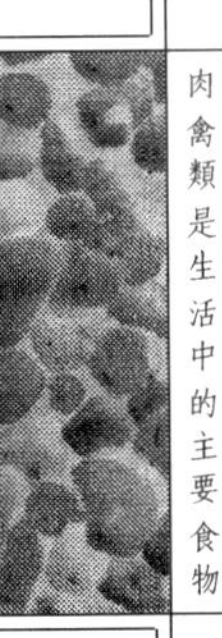

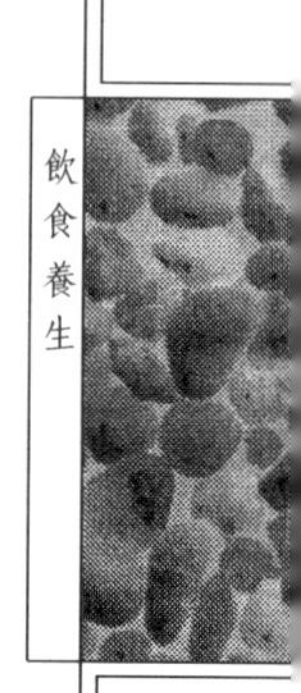

其實，一公斤羊肉若能放入10g甘草和適量料酒、生薑一起熟調，即能夠去除膻氣而保持羊肉氣味。

◆蓯蓉羊肉粥，祛寒又強身

取肉蓯蓉10g、羊肉10g、粳米60g、葱白3g、生薑三片，食鹽少許。分別將羊肉、肉蓯蓉洗淨、切細。先煮蓯蓉取汁、去渣入羊肉、粳米同煮至沸，再加入調味品，熬成粥，空腹食之。有祛寒壯陽、補腎強身的作用，適用於陽萎、不育不孕、食少、腹痛、大便秘結等。熱性病及性欲亢盛者忌食。

◆羊肉蘿蔔湯，開胃壯陽

取羊肉500g、蘿蔔500g共洗淨切塊，蘋果二個去皮，甘草3g，生薑五片，同放鍋內煮湯，加少量食鹽調味食用。有補中健胃、益腎壯陽的作用，適用於病後體虛、腰疼怕冷、食欲不振等症。

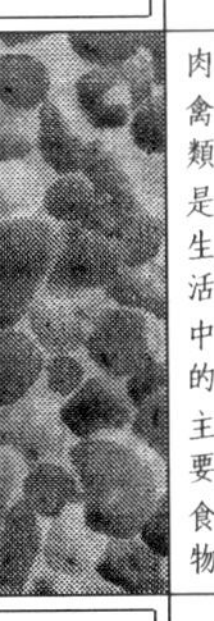

◆羊肉小麥生薑粥，益精助陽

羊肉500g洗淨切塊，小麥60g，生薑10g．同煮粥食用，早晚各一次，連續服食一月。有助虧陽、益精血、補產勞的作用，是病後體弱調養身體的補益佳品，最適宜於冬季滋補之用。

◆蔘芪歸姜羊肉羹，補氣養血

羊肉500g洗淨切小塊，生薑片25g，黃芪、黨參各30g、當歸20g，裝入紗布肉包好，同放鍋內加水煮至熟爛，隨量經常食用，有補氣養血，強身壯體的作用，適用於病後或產後氣血虛弱、營養不良、貧血、低熱多汗、手足冷等症。

豬肚可以健脾養胃

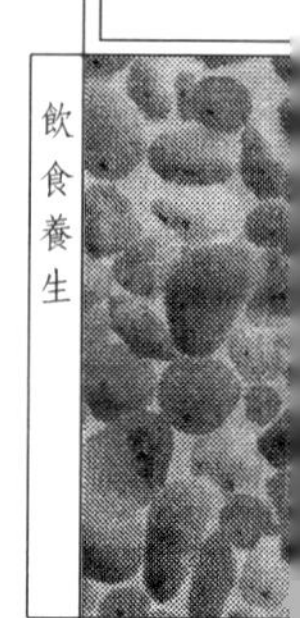

◇豬肚即豬的胃

豬肚為豬科動物豬的胃。營養成分為蛋白質、碳水化合物、脂肪、鈣、磷、鐵、維生素B_2、菸鹼酸等，不僅可供食用，而且有很好的藥用價值。

豬肚味甘性微溫，無毒，入脾、胃經，有補虛損、健脾胃的功效。中醫學向有「以臟養臟」的觀點，豬肚屬胃，對於脾胃虛弱之症皆有補益作用，故常用以治療脾虛泄瀉、胃下垂、胃寒痛、小便頻數、肌膚消瘦、乏力、小兒疳積、食欲不振等。

如《經濟總錄》中載有白朮豬肚粥，即以白朮、生薑、檳榔、粳米與豬肚共煮粥食，有健脾益氣，消食和胃之效，可以治療脾胃虛弱之消化不良、食慾不振、脘腹作脹、大便泄瀉等症。

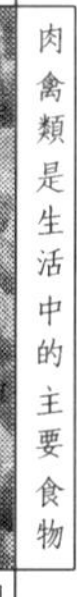

◆蓮子熬豬肚健脾止瀉

豬肚一個，用食鹽搓洗乾淨，塞入水發蓮子50克，放鍋內加水煮熱，撈出肚切絲，蓮子與豬肚共放盤中調味食用。有健脾益胃、補虛止瀉作用，適用於飲食欠佳、食少消瘦、脾虛泄瀉、水腫等。

◆胡椒豬肚治胃下垂

豬肚一個，用食鹽搓洗乾淨，內裝白胡椒15克，用線縫合肚開口處，放入鍋內加水煮湯，熟後豬肚切片食用，胡椒取出晒乾研磨，每次服用三克，可治胃虛寒疼痛、胃下垂。

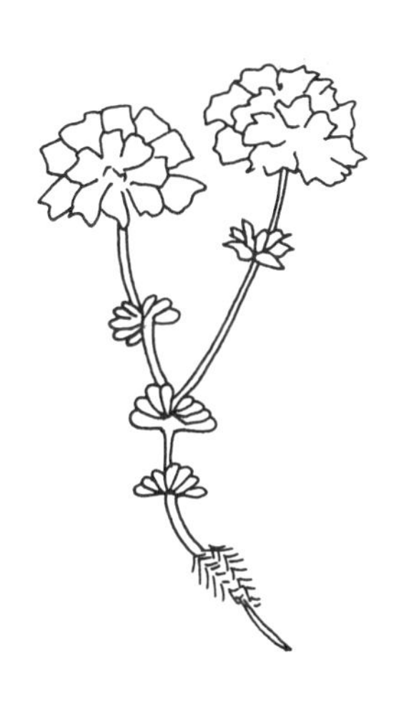

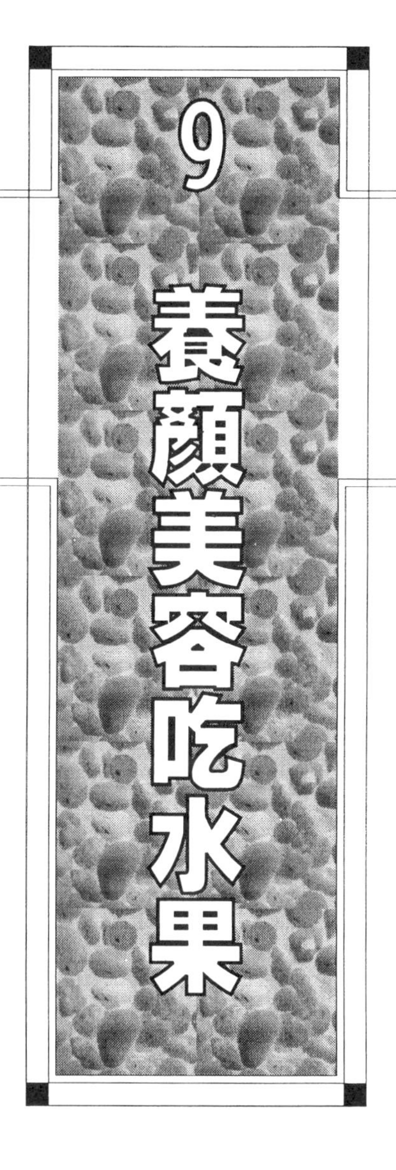

9 養顏美容吃水果

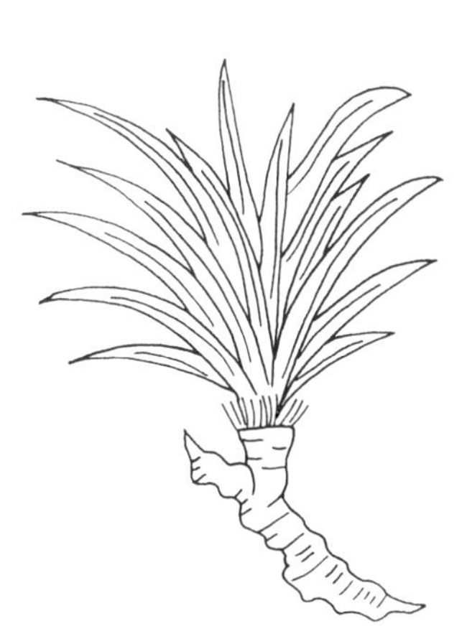

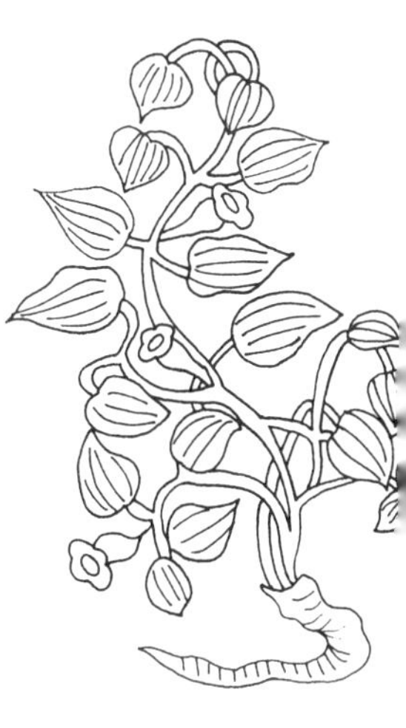

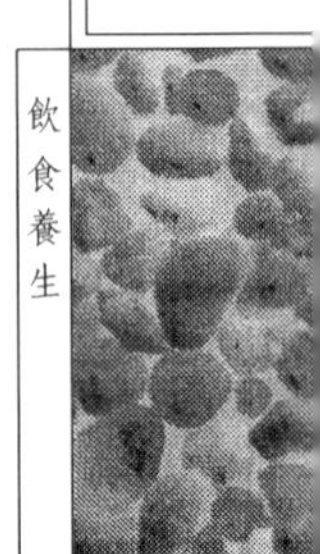

臉要漂亮吃櫻桃

◇櫻桃，古稱鶯桃，《本草綱目》早有記載

櫻桃，又稱含桃，荊桃，朱果竹寺，古時稱鶯桃，據說是黃鶯喜歡啄食這種果子，所以稱鶯桃。這種水果圓如珍珠，紅似寶石，色澤光浩，逗人喜愛。李時珍在《本草綱目》中說它「圓如瓔珠」，瓔和櫻同音，所以後人就稱櫻桃了。

◇櫻桃調中止泄瀉

櫻桃性溫味甘，入肝、胃、腎經，有調中益脾之效。《名醫別錄》載：「櫻桃味甘，主調中，益脾氣……，」對肝腸胃素弱，水谷下利之疾，可常食櫻桃，以收止瀉之功。

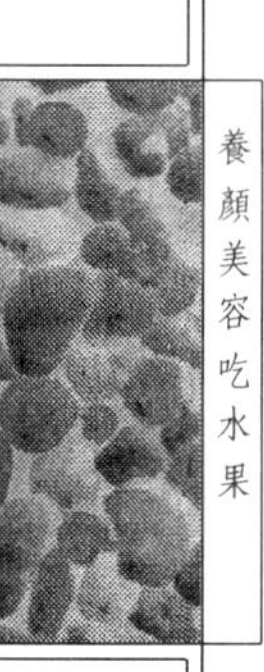

◆櫻桃外用養容顏

櫻桃不僅可調中止泄，亦可養顏美容，對於燒傷、燙傷、冬日皮膚乾燥破裂均有奇效。如以櫻桃擠水頻塗患處，可使疼痛立止，防止起泡化膿，並可使皮膚潤澤。有人認為，櫻桃塗面，既可防止暗瘡的發生，又消除暗瘡疤痕。

◆陳年櫻桃益處多

以熟透櫻桃裝入酒壇內，封閉不使泄氣，埋入泥地下，隔年取出，已化為水。當痲疹流行濕熱時，給小兒飲一杯，可預防痲疹，外塗並可治療燙傷，汗斑等病。

◆櫻桃醋炒止疝痛

陳醋炒櫻桃核60g，研為板細末，每次以開水送服50g，可用於治療

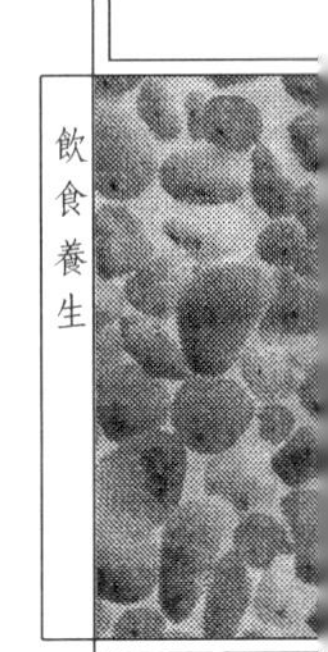

疝氣疼痛，數次即止。

◇櫻桃生食解渴消咽痛

鮮櫻桃洗淨生食，每次100～200g，每日二次，可治療口乾煩渴及咽喉腫瘤等病症。

吃了板栗補肺兼調脾腎

◇板栗，美譽為「千果之王」

「老去身添腰腳病，山服栗，日傳方；客來為說晨興晚，三咽徐收白玉漿。」這是蘇轍讚美栗子的詩篇。板栗，香糯可口，又名栗子，毛栗，一般有「千果之王」的稱譽。

栗子是中國特產，品種眾多，其中以「良鄉栗子」、「天津板栗」為佳，具「皮薄、粒大、味甜、香糯、可口」五絕。

◇板栗營養豐富，對老年病有輔助治療作用

栗子營養豐富，內含澱粉、糖、蛋白質、脂肪，及多種維生素、礦物質等，不論生吃，還是炒、酥、煮，或者配入菜餚而食，都具有很好的風味。

高血壓、冠心病、動脈硬化被普遍認為是老年病，據現代研究表明栗子所含的多種成份，對高血壓、冠心病、動脈硬化等疾病具有輔助治療作用。故老年人常服食栗子，可獲抗衰益壽之功。

◇板栗性溫，並補肺、脾、腎

板栗既是美味可口的食物，也是食療之良藥。其對人體的滋補功用，可與人參、黃芪、當歸等媲美，而又價廉易得，所以備受歷代醫家推崇。

栗子性溫味甘，歸肺、脾、腎三經，具有建脾養肺，補腎強筋，活血

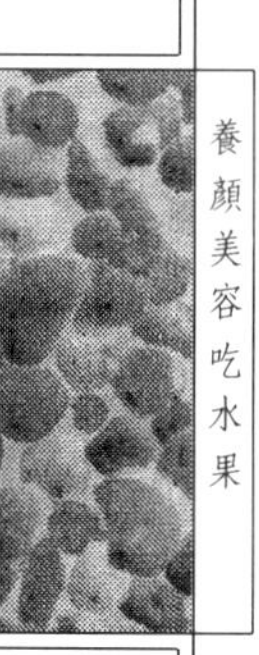

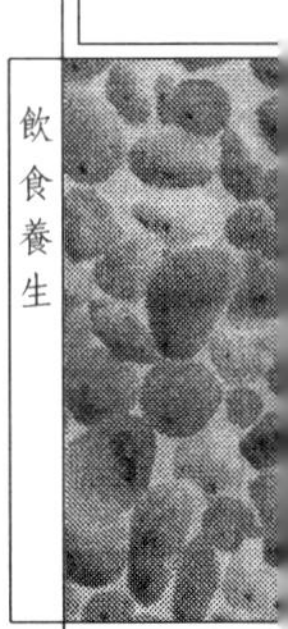

止血等功效。適用於腎虛所致腰膝酸軟，小便頻數；脾腎虛寒引起的反胃、泄瀉、吐血、便血；及肺虛咳等症。唐•孫思邈稱板栗為：「腎之果也，腎病宜食之。」對於腎虛所致腰膝酸軟，小便頻數有補益之效。相傳古時有位老翁患腰腳痿弱，坐在栗樹下吃了數升栗子，不久便能如常人一般行走。

另外，栗子對於肺虛咳嗽也有養肺止咳作用。

◆板栗礙胃滯氣，不宜多食

用栗治病，生食多風乾。吃時宜細嚼為漿，至口感既渣再緩緩咽下，才易奏效。因栗子生吃難於消化，熟食又易於滯氣，故一次不宜多食，脾胃虛弱，消化不良或陽亢者不宜食用。

◆板栗肉湯治慢支

栗子去殼250g，瘦豬肉200g，同煮湯，以食鹽、味精調味食用，有益氣、養血、補腎滋陰的作用，適用於體虛或老年慢性支氣管炎屢治不癒者。

◇板栗熬粥，調脾腎

栗子去殼20～30g，大米100g，同煮粥，以白糖調味食用，有健脾養胃，強筋補腎的作用，適用於老年腎虛腰酸背痛，下肢無力，脾虛泄瀉等症。

◇板栗健脾止泄瀉

栗子風乾去殼10g加水，熬為糊，加白糖適量，餵服，每日一次，連服數日，有健脾補腸子作用，適用於幼兒脾虛腹瀉。

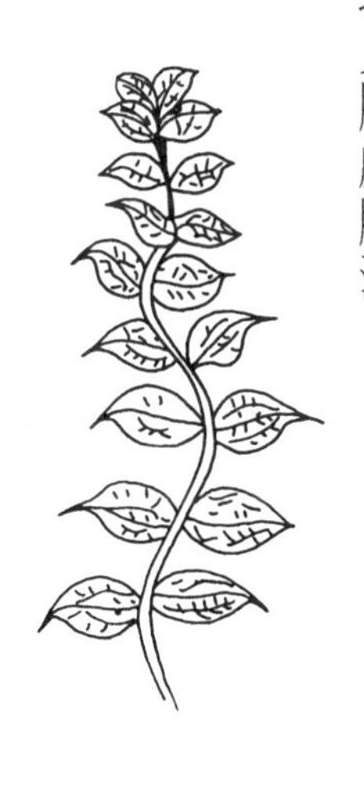

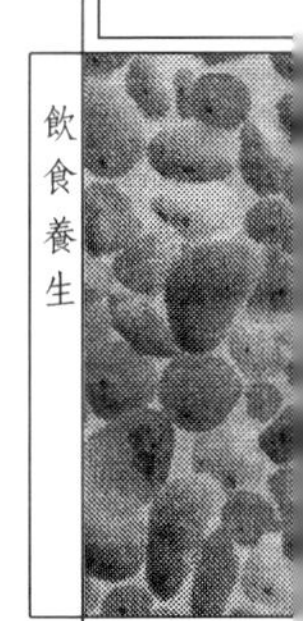

佳果良藥論枇杷

◆枇杷味美，因葉似琵琶而得名

初夏的水果中，唯有枇杷柔甜多汁，甘酸適中，備受人們歡迎。枇杷樹高丈餘，易種，肥枝長葉嫩如栗，大如驢耳，背有黃毛，形似琵琶，故名。

◆枇杷，四序之果

枇杷為薔薇科植物，又名盧桔、金丸、臘兄等，長江流域，江南各省均有栽培，其樹忘炎耐冷，寒暑無變；果實秋萌、冬體、春實、夏熟，四序一來，品種眾多，大致分為白沙，紅沙兩大類。

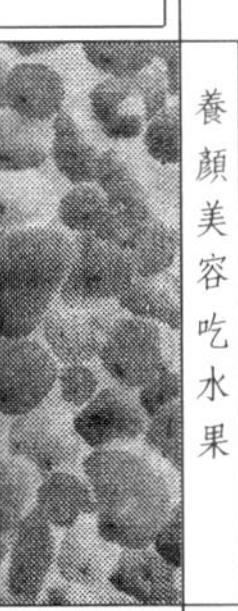

◆枇杷果、核、葉、花均可入藥

枇杷果實味甘酸，性平，入肺、脾經，具有潤燥、清肺、止咳、和胃降逆之功。《滇南本草》載：「治肺痿癆傷吐血，咳嗽吐痰，哮喘，又治小兒驚風發熱。」但食必極熟，否則助肝伐脾，易致中滿泄瀉，同時不宜多食，多食功濕生疾。

枇杷葉性平味甘，有清肺下氣，和胃降逆之功。李時珍《本草綱目》中說：「枇杷葉氣薄味厚，陽中之陰，治肺胃之病，為下氣之食品。」因其既清肺氣而止咳，又可降胃逆而止嘔，凡風熱燥火等引起的咳嗽，嘔呃都可應用，因此它是一味止咳止呃的藥物。

據現代藥理研究，枇杷葉中含有以橙花叔醇和金合歡醇為主要成份的揮發油類，是有效的鎮咳祛痰藥。古方「枇杷膏」，系用枇杷果榨汁，加入其葉、核以及冰糖，文火熬製而成，具有清熱，潤喉止咳，和胃止呃之效。

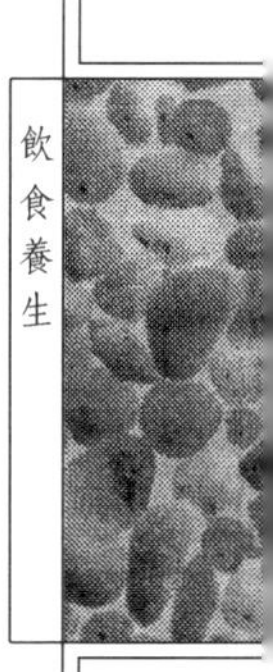

◆現代科學分析，枇杷含有有相當豐富的營養物質

枇杷不但味美而且營養豐富。據現代科學分析，它含有蛋白質、脂肪、糖、纖維素、蘋果酸、檸檬酸，以及鈣、磷、鐵、鉀等無機鹽，特別適用於缺鈣和抵抗力低的患者食用。

◆枇杷核有毒須慎用

枇杷核內含苦杏仁甙及氫氰酸；有毒，少則止咳祛痰，多則易使人中毒，主要症狀為頭昏、頭痛、噁心、吐、心悸、無力等，重者呼吸困難，不及時搶救可導致死亡。輕者可用鮮蘿蔔搗汁內服，約需1500～2000g，重者需急送醫院救治。

◆枇杷葉末治吐乳

以枇杷葉和丁香各等分，研極細末，塗於母乳頭上，小兒吃吸有止嘔

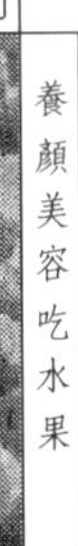

之功，可治療小兒吐乳。

◇枇杷葉湯防中暑

鮮枇杷葉，竹葉竹13g，煎湯代茶飲，每日一劑，可清暑熱，能預防中暑。

◇杷葉牛膝消乳脹

鮮枇杷葉10g，土牛膝9g，水煎，每日一劑，早晚二次服用，可治回乳時乳房脹痛。

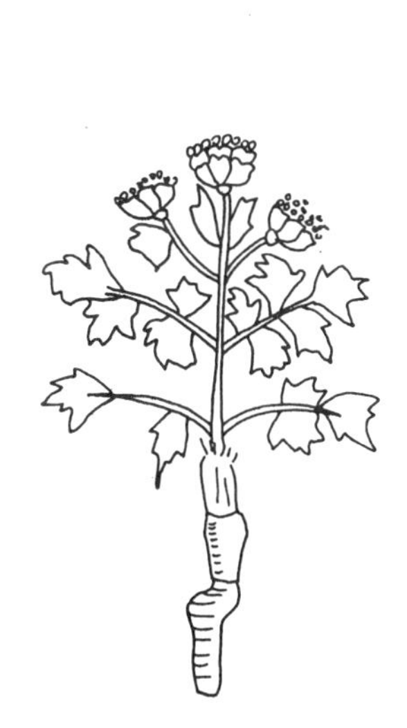

清暑解渴退火選西瓜

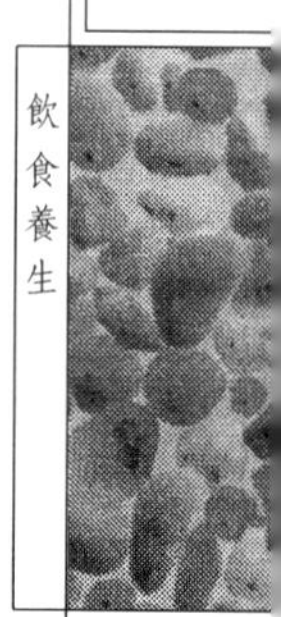

◆西瓜汁多味甜，是百姓消暑佳品

西瓜品種很多，瓜瓤有黃、紅、橙等顏色，是所有瓜果中果汁最為充沛者，含水量高達百分之九六・九，既能去暑散熱，生津止渴，利尿消腫，而且營養豐富，汁多味甜，價廉物美，是消暑的佳品。

◆西瓜性寒，善清暑，有「天生白虎湯」之譽

中醫學認為，西瓜性寒，味甘淡，有清暑、利尿、止煩渴的作用，適用於中暑發熱，煩悶口渴、高血壓、腎炎、喉炎、口瘡等病症。

西瓜性寒，又名「寒瓜」，善清暑熱，早有「天生白虎湯」之說，在中暑高熱、口渴、汗多、煩躁時，立飲新鮮西瓜汁二杯，可收清暑、止渴

除煩之功。

◆現代研究，西瓜營養豐富，且可以利尿、降壓

據分析，西瓜除了不含脂肪外，它的汁液幾乎包括了人體所需要的各種營養成份，如維生素A、B、C和蛋白質、葡萄糖、蔗糖、黑糖、蘋果酸、穀胺酸、瓜胺酸、精胺酸及鈣、磷、鐵和粗纖維等。對於些因炎夏，而不思飲食，營養攝入不足的人，吃西瓜是非常有益的。

據現代科學研究，西瓜中的瓜胺酸、穀胺酸有利尿作用，蛋白酶能把不溶性蛋白質轉化為可溶性蛋白質，能增加腎炎病人的營養，西瓜中的配糖體，還有降低血壓的作用，加上含鹽量低，因此腎炎、高血壓患者常吃西瓜，不僅可利尿消腫降壓，還可改善營養，增強體質。

◆西瓜翠衣，解暑更利尿

西瓜青皮又名西瓜翠衣，其性味甘涼，不僅可清熱解暑，亦可利尿，

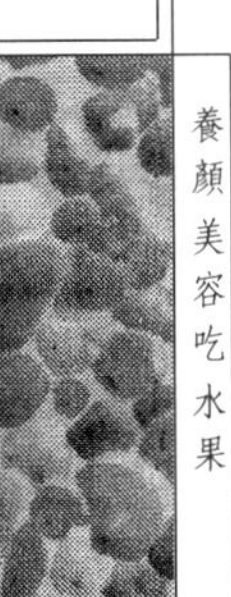

且利尿作用優於西瓜瓤汁。長期食用，對於腎炎、尿毒症、肝腹水患者均有很好的治療作用。

◇西瓜黑霜利水腫

將西瓜掏空後，裝滿大蒜瓣，再蓋好以紙泥封固，於微火中煨一天，取出研成細末，即西瓜黑霜，每日6g，分二次服，可治療腎炎水腫，肝病腹水等。

保持青春延遲衰老黑芝麻

◇芬芳強身黑芝麻

芝麻是大眾喜愛的食品，它不但給人們提供熱量，還有延年益壽之效。古時又稱胡麻、油麻、巨勝、脂麻、烏麻等。有黑、白兩種，食用以白芝

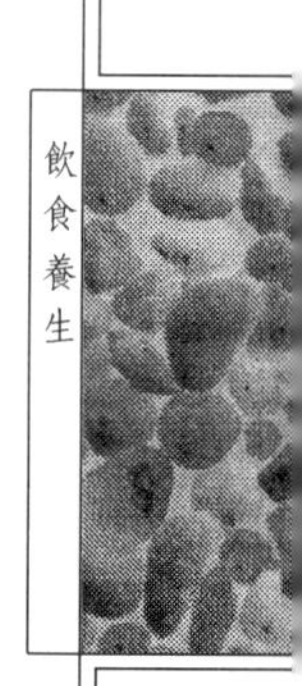

麻為好，藥用以黑芝麻為良，芝麻是一種芬芳的補藥，是良好的滋潤補養強壯劑。

在中國古代人們就用芝蔴來治白髮，強身體、抗衰老。蘇東坡說「以九蒸胡麻，同去皮茯苓，少入白蜜，為麵食之，日久氣力不衰，百病自去，此乃長生要訣。」

◆現代醫學認為，黑芝麻含有較多的防病抗衰老物質

據分析，芝麻含脂肪油，蔗糖、多縮戊糖、卵磷脂、蛋白質、脂麻素及多種礦物質和維生素等。芝麻中鐵質含量驚人，是任何食物無法與之比美的，古人指出胡麻能「填精」、「益髓」、「補血」其根據蓋在於此。

芝麻油含有不少防病抗衰老的物質，如亞油酸、棕櫚酸、花生酸等不飽和脂肪酸，能有效地阻止動脈硬化，預防心血管疾病，特別是芝麻油中還含有豐富的維生素E。

醫學研究證明，動物如缺乏維生素E，製造紅細胞的骨髓細胞就會發

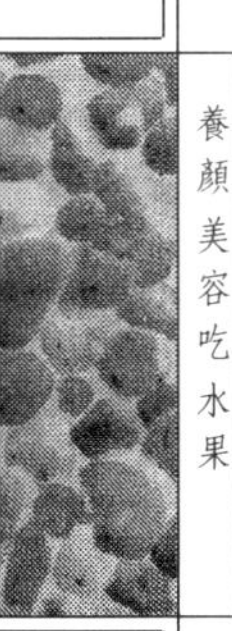

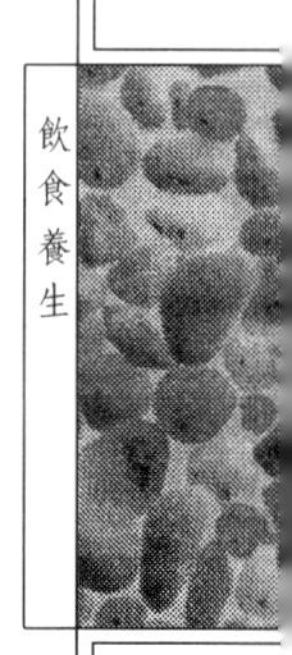

生功能紊亂，造成異常紅細胞的產生，喪失正常的代謝機能，對身體造成各種障礙，加速衰老的發生。

維生素E是抗衰老過程中的一種營養物質，可延長動物壽命15%～75%，因此有人把維生素E、A、B、C、蛋胺酸、穀胺酸、無機鹽等製造抗衰老合劑，能改善許多老年症狀，也可用於心血管疾病的預防和治療。

◆中醫學認為，黑芝麻具有填精、補血、調腸等作用

中醫學認為，黑芝麻味甘性平，入肺、脾、肝、腎經。有滋養肝腎、潤腸通便之效，適用於肝腎虧虛、身體虛弱、頭髮早白，貧血、津液不足、便秘、頭暈耳鳴等症。

◆芝麻、茯苓益處多

取炒芝麻500g，茯苓粉500g，飴糖適量。先將飴糖加溫熔化加入芝麻、茯苓粉、抖勻，做成小塊，每塊30～40g，早飯後食用一塊。或將芝麻炒

黃研末，加茯苓粉，蜜水調服，每次20～30g。有補益肝腎，強身祛百病，烏髮再生，潤腸便通之效，適用於體虛眩暈，白髮早生、便結、便秘等病症。

◇芝麻煮粥保健妙

芝麻與大米共煮粥，每日一～二次，有潤五臟、強筋骨、益氣力等作用，並可促進乳汁分泌，適用於體弱及產婦無乳或乳少。

壽桃合藥注意辨別

◇桃又名壽桃，品種繁多

桃又名壽桃，仙桃。《詩經》上就有：「桃子夭夭，灼灼其華」的詩句，讚美桃子，可見中國遠在三千多年前已有關於桃的記載。桃是中國特

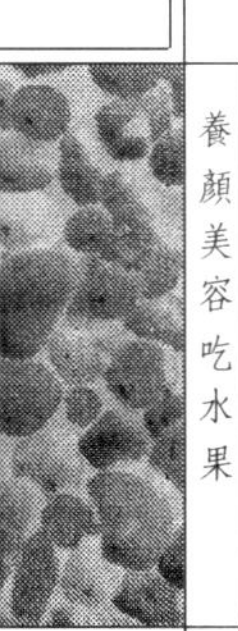

產，現已培植出八百多個品種，常見的食用桃有七十多種。其中山東肥城的佛桃、杭州的蟠桃、江南水蜜桃堪稱群桃之冠。如水蜜桃果色美麗、皮薄肉厚、汁多香甜如蜜，有詩讚曰：「玉臉飛紅香四溢，彈指欲破味雋永。」不愧為桃中佳品。

◆桃為肺果，熟則生津，生則斂汗

桃除了有美的顏色，悅目的外形，香甜的美味外，還具有豐富的營養和一定的藥用價值。桃的果實、桃仁、桃花、桃葉等均可入藥，桃的果實含有蛋白質、脂肪、糖類、維生素B_1、B_2、E和胡蘿菠素、鈣、鐵、磷等礦物質。中醫學素有「桃為肺果」之說，肺病者宜多食之。

成熟桃之果肉，味甘酸，性溫，入腸、胃經，有潤肺生津、潤澤養顏之功，但多食能使人腹脹甚或腹瀉。

桃的未成熟果實，又稱碧桃乾，癟桃乾，性平，味苦酸，入肝、心經，有斂汗、止血之功，素以治盜汗著稱。凡肺癆日久，陰虛盜汗者，可用碧

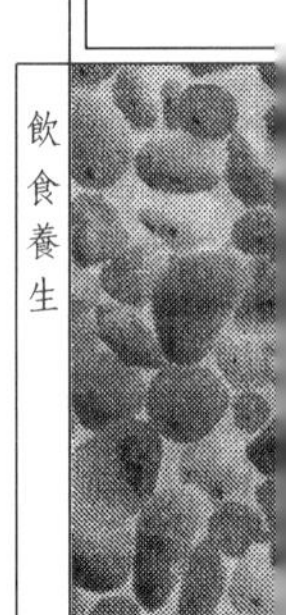

桃乾煎服，或配浮小麥、糯稻根、穭豆衣、五味子等同用，對於內傷咯血、肺病咳血者，配棕櫚炭、朱砂、京墨等研末，有止血之效。

另外，若有人食桃過多不消化時，可用碧桃乾燒黑後服用，可立即吐出胃中所積而癒，此乃以類相攻。

◆桃仁味苦善破血

桃核內之仁為桃仁，味苦性平，歸心、肝、肺、大腸經，有破血祛瘀，潤腸通便之效。以桃仁搗爛煎湯，加蜜調服，可治血燥便秘。以桃仁配薑、棗，可治血瘀所致經閉、痛經及產後腹痛。以桃仁搗爛浸酒外擦或內服，對於跌打損傷、青紫腫痛等症，有祛瘀消腫止痛之效。

現代研究分析也表明，桃仁含苦杏仁甙、脂肪油、揮發油、苦杏仁酶及維生素B_1等物質，其中杏仁甙分解後產生有毒的氫氰酸，故內服勿過量。

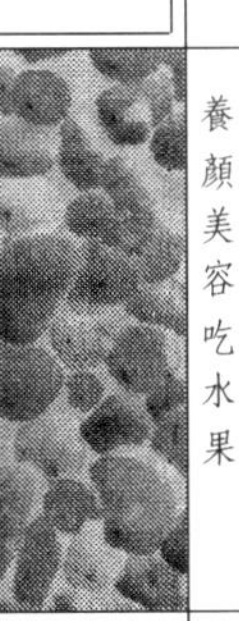

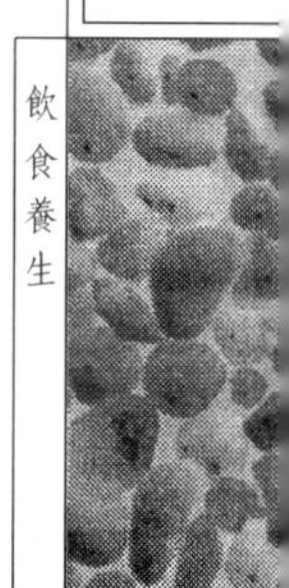

◆桃葉殺蟲止瘙癢

桃葉性平，味苦，有祛風濕，清熱，殺蟲之功，臨床常用於治療淋巴腺炎、風濕性關節炎、皮膚瘙癢，足癬等病，並可殺滅跳蚤。

現代研究也表明，桃葉主要含有糖甙、柚皮素、奎定酸、蕃茄烴、鞣質和少量腈甙。藥理研究證實，桃葉浸液，可殺蚊子及孑孓，桃葉水解後可產生氫氣酸，對濕疹、皮炎、蕁麻疹有一定的治療作用。

◆桃花祛痰癒癲狂

桃花以其美麗而馳名，每到陽春三月，「千里鶯啼綠映花」的景色，真叫人喜愛。歷代文人墨客對桃花讚揚不絕，如以桃紅柳綠形容景色優美，人便桃花讚美人佳貌，桃花不僅美麗，而且還是良藥。其味苦性平，有祛痰、消積、利尿、瀉下等作用。對於浮腫腹水、大便乾結、小便不利、痰蒙致癲狂者有效。

◆葉外洗，殺蟲止癢

取新鮮桃葉30g，加水1000ml，煮沸20分鐘，取湯熏洗陰道，每日一次，可殺蟲止癢，治療滴蟲性陰道炎。

◆桃仁浸酒，祛瘀通絡

桃仁去皮，去尖，至酒中浸潤，取出曬乾為末，以蜜調和為丸，日服二次，每次約30g，以黃酒或開水送服，有祛瘀通絡之效，常用以治療半身不遂，手足不利的偏癱一病。

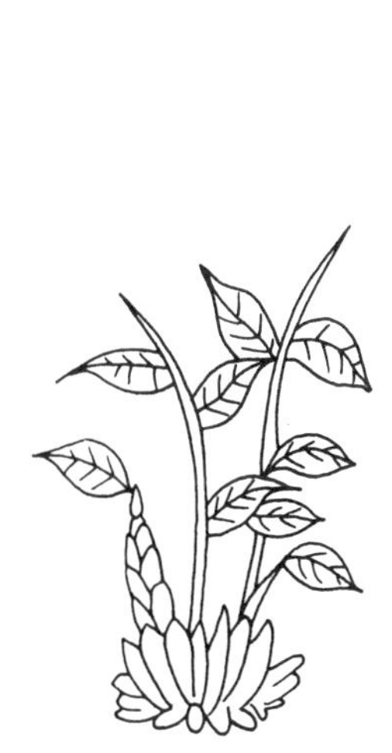

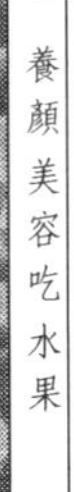

桔子亦藥亦食功用多

◆桔子營養豐富，是老幼咸宜的果品之一

桔子屬芸香科，種類很多，有柑桔、橙桔、蜜桔、金桔等。桔子的肉瓤有酸有甜或酸甜兼有，是人們愛吃的水果。桔子營養豐富，除少量蛋白質、脂肪外，果肉和果汁中更含有豐富的葡萄糖、果糖、蔗糖、蘋果酸、枸櫞酸、檸檬及胡蘿蔔素、硫胺素、核黃素、尼克酸抗壞血酸等物質。

桔子中的多種有機酸、維生素對調節人體新陳代謝等生理機能大有好處，尤其是對老年人及心血管病患者更為適宜。用桔子提製的新鮮果汁，營養豐富，風味別具，是老幼咸宜的果汁飲料。

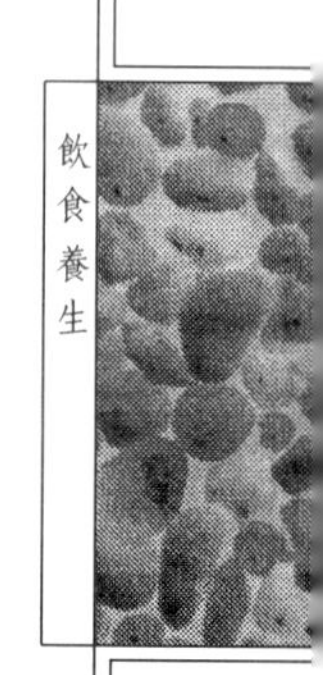

◆桔子調肺開胃，桔餅健脾止咳

桔子周身是寶，不僅果實可入藥，其皮、核、絡、葉等也都可入藥。

桔子用糖醃製加工而成桔餅，功用與桔子相似，唯因連皮製成，故甘辛而溫，不僅可開胃理氣，潤肺生津，而且可鎮咳化痰，對該咳嗽有痰患者皆可適用。

◆桔皮理氣燥濕

桔皮，即桔子的果皮。以曬於陳久為佳，又稱「陳皮」。陳皮以廣東產的新會柑為最好，皮厚不脆，藥力較強，所以又稱「新會皮」、「廣陳皮」。

陳皮性溫，味辛苦，歸脾、肺兩經，有調中理氣、燥濕化痰之效，適用於脾胃氣滯所致的脘腹脹滿、噯氣⑱、噁心嘔吐及濕濁中阻所致的胸悶、腹脹、納呆倦怠，大便溏薄，和痰濕壅滯、肺失宣降、咳嗽痰多氣逆等症。

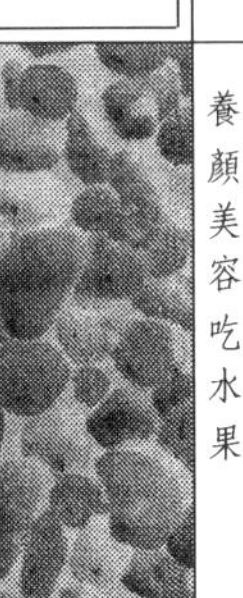

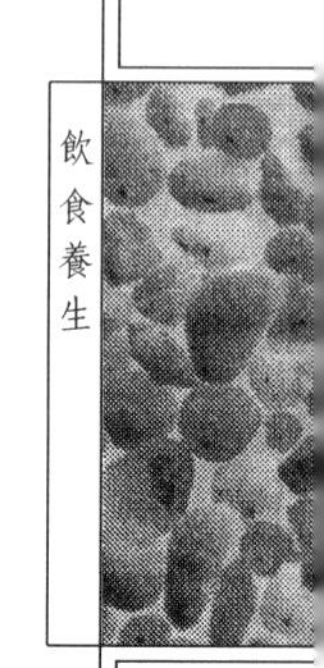

如脘腹脹痛常與枳殼、木香配伍、胃失和降、噁心嘔吐，常配生薑同用，如橘皮湯，肝氣乘脾的腹痛腹瀉，多伍白朮、白芍、防風同用，如痛瀉要方，脾胃氣虛的消化不良，常配黨參、白朮、炙甘草同用，如導功散。皆因桔皮氣香性溫，能行能降，可理氣運脾，調平快膈。

桔皮不僅理氣，且能燥濕，治療濕濁中阻，常配蒼朮，厚朴，如平胃散，對於痰濕⑲壅滯，咳嗽痰多等症，常配半夏，茯苓以治之，如二陳湯。正如李時珍《本草綱目》所言：「桔皮，若能泄能燥辛、能散，溫能和。其治百病，總是取其理氣燥濕之功。同補藥則補，同瀉藥則瀉，同升藥則升，則降藥則降。」

現代研究表明，陳皮中的胡蘿蔔素和維生素C的含量比果肉還多。此外尚有疏胺素、核黃素以及黃酮甙和揮發油等。陳皮因所含多種成分而對消化道的機能有雙向的調節的作用。

陳皮的其香性揮發油，有類似維生素P的作用，可降低毛細血管的脆性以防止微血管的出血，並有興奮心臟的作用，是治療心肌梗塞、脂肪肝等病的有效藥。其揮發油還可使呼吸道粘膜的分泌增加，以而有利於痰液的排出。另外，橘皮還有消炎、抗潰瘍、抑菌和利膽等作用。

◇青皮理氣消積滯

青皮乃桔子的幼果或未成熟果實的果皮，其性溫味苦辛，入肝、膽、胃經，有疏肝理氣、散結消滯之效，常用於治療肝氣鬱滯所致的脇肋脹痛，乳房脹痛，疝氣疼痛及食積氣滯、癥瘕積聚⑳等症。

◇桔核、絡、葉功各別

桔皮內層還有一些白色網狀絡絲，稱桔絡，性味甘、苦、平、歸肝、肺經，有宜通經絡，行氣化痰之功，桔絡泡茶飲，能治療肺癆咳痰、咳血及濕熱等症。

桔核入藥，性味苦平，歸肝經，功可行氣散結止痛，常用於治療疝氣，睪丸腫痛、乳房結塊等症。

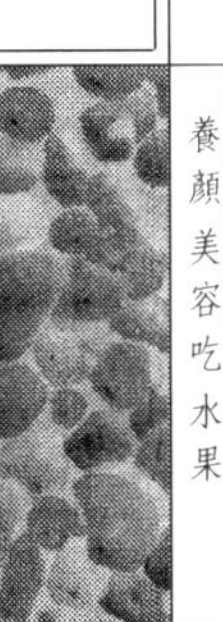

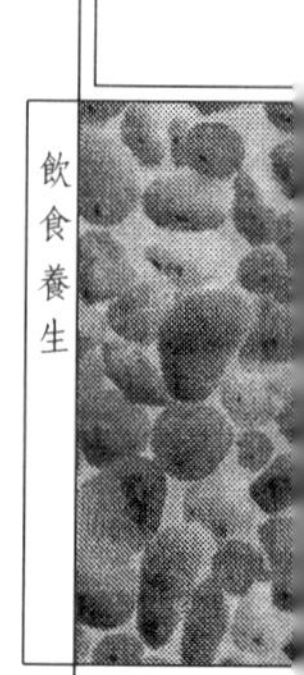

桔葉歸肝經，性辛味苦平，有疏肝行氣，消腫散結之效，適用於脇、肋作脹疼痛、乳痛、乳房結塊等症。

◇陳皮、生薑止嘔呃

陳皮9g，生薑二片，水煎溫服，一日二次，每日一劑，有降氣止嘔之效，能治療乾嘔、呃逆之症。

銀杏專治咳喘和帶下

◇銀杏俗稱白果，乃樹中老壽星

銀杏，為銀杏樹的果實，俗稱白果，又叫靈眼、佛指甲。該樹生長緩慢，從載種到結果要二十多年，四十年後才能大量結果。公公種的樹到了孫子輩才能吃到果實，故又稱「公孫樹」。但銀杏樹活一千多年，是樹木裡的老壽星。

◆銀杏補腎固脾，有平喘止帶之效

中醫學認為銀杏性平、味甘苦澀，歸肺經，有固肺平喘，補腎止帶的作用，臨床常用於治療哮喘痰嗽、帶下、遺精、小便頻數、肺結核，頭面癬瘡等疾病。

如鴨掌散，以銀杏配麻黃，甘草治療哮喘痰嗽，不僅斂肺平咳喘，且能減少痰量。如治療白濁帶下，與萆薢、益智仁同用，共收補腎祛濕止帶之效。對於慢性咳喘，冬季容易發病者，還可在夏季以白果煎湯常服以補肺治喘，此乃「冬病夏治」。

◆現代醫學研究，銀杏有較強的抑菌作用

據分析，銀杏主要含有蛋白質、脂肪、碳水化合物、鈣、磷、鐵、胡蘿蔔素、核黃素及多種胺基酸等，營養相當豐富。外種皮中還含有白果酸、

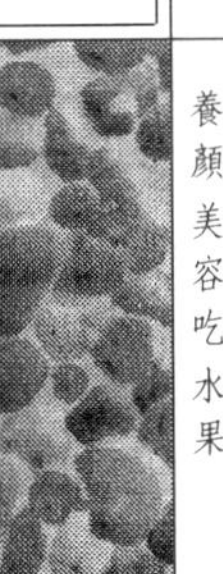

白果酚等物質。

藥理研究也證明，白果對多種類型的葡萄菌、鏈球菌、白喉桿菌、炭疽桿菌、枯草桿菌、大腸桿菌、傷寒桿菌均有不同程度的抑制作用，果肉的抗菌力較果皮強，還能抑制結核桿菌的生長，對真菌也有效，可用於治療肺結核、慢支氣管炎、肺炎及真感染的皮癬等病。

◆白果有毒，切勿多食

白果有毒，常因炒食或煮食過量而引起中毒。一般認為引起中毒及中毒的輕重，與年齡大小，體質強弱及服食量的多少有密切關係。年齡愈小、體質愈弱，中毒可能性越大，中毒程度越重，甚至可致死亡。

中毒主要症狀為噁心、嘔吐、腹痛腹瀉、發熱煩燥不安、驚厥、呼吸困難、紫紺昏迷，嚴重者可因呼吸中樞痲痹而死亡，需及時送醫院爭取洗胃、灌腸等急救措施進行搶救或急用生甘草60g或白果殼30g煎服。

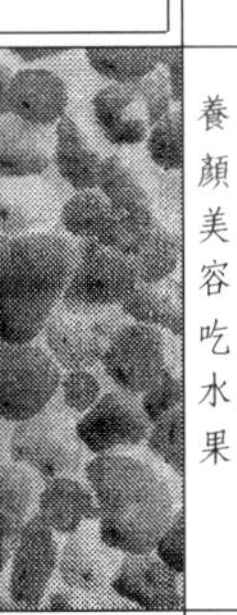

◆銀杏葉有益於老年病

銀杏葉含莽草酸、白果雙黃酮、異白果雙黃酮等物質，經現代藥理研究和臨床證明，其葉有降低血膽固醇，擴張冠狀動脈的作用。能用來治高血壓及冠心病，心絞痛、腦血管痙攣、高血脂症等，都有一定療效。

◆白果蒸蛋，止白帶

乾白果仁二枚研末，將雞蛋一端打一小孔塞入白果粉，用紙封口朝上，蒸熟食用，有補虛收斂作用，治療婦女白帶過多，小兒遺尿等症。

◆白果豆腐消痰嗽

白果仁10～15g，豆腐皮40～50g，大米適量，同煮粥，白糖調味食用，有養顏消痰、止咳平喘的作用，能治療肺虛咳端、老年肺結核，亦運用於腎虛遺尿、尿頻、白帶過多等病症。

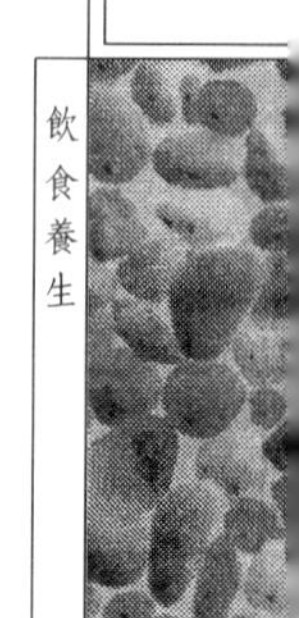

大棗最養血

◇有「一日食三棗，百歲不顯老」

棗，自古被列為「五果之一」。又有大棗、紅棗、良棗等別名。《神農本草經》列棗為上品，故千年來備受世人珍愛。

棗不僅營養豐富，且味甜可口，常食可增強體力，保護肝臟，養元益壽，故民間有「一日食三棗，百歲不顯老」之說。棗採用鮮品，曬乾後四季皆可食用，以肉厚、飽滿、核小、味甜、無蟲者為佳，可加工成棗泥、蜜棗、酸棗等食用。

◇大棗營養豐富，有「活維生素丸」之稱

大棗為鼠李科植物棗的成熟果實，其營養豐富，主要含有蛋白質、糖

類、脂肪、有機酸、粘液質、維生素A、B、C及鐵、鋅、銅等微量元素。其中每100g鮮棗中維生素C高達380～600mg，比蘋果還要多出100倍，有「活維生素C丸」之稱。

◆中醫學認為，大棗歸脾、胃經，善養血健身

大棗味甘性溫，歸脾、胃經，有補益氣，養血安神，緩和藥性之效。適用於治療中氣不足、脾胃虛弱，體倦乏力、食少便溏等症以及血細胞、血小板減少症、過敏性紫癜、高血壓，預防輸血反應。

《黃帝內經》載有：「棗為脾之果，脾病宜食之，……為脾經血分之藥」，說明大棗善治脾病，可入脾經養血氣益氣。氣血為人體的基本組成物質，對五臟有滋養，補充的作用，氣血充足，則五臟安定，則邪不得侵襲，身體康健，故《本草綱目》曰：大棗「久服輕身延年」。

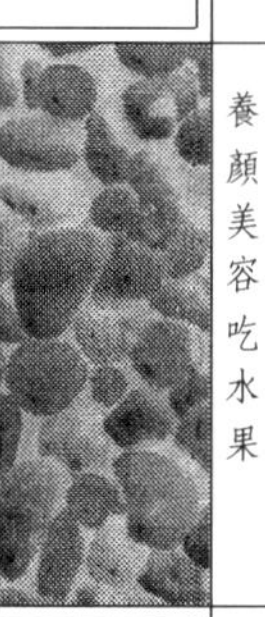

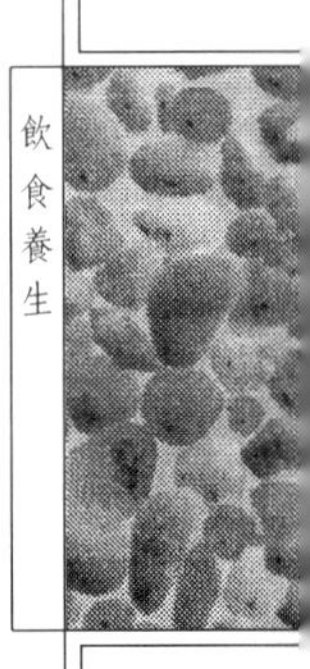

◆現代藥理研究，大棗有保肝、強心、抗腫瘤等作用

據研究，大棗中的棗酸，有鎮靜、鎮痛作用，慢性肝炎，肝、脾、胃不適及疼痛時服食，有良效。大棗中所含的糖分、蛋白質、脂肪等成分，也是營養保肝劑，在治療肝病中，為不可缺少的護肝補助藥物。

大棗中的山楂酸等三帖類化合物和二磷酸腺苷等成份為抗腫瘤的活性因子，常服，對預防腸、胃惡性腫瘤，和因化學治療、放射治療而致的紅、白細胞、血小板減少，均有一定的作用。

大棗中的環磷酸腺苷，能舒張血管，增強心肌收縮力，改善心肌營養，對防治高血壓、冠心病等有一定的療效，並有抗過敏作用，可用於治療支氣管炎、蕁痲疹、過敏性紫癜等過敏性疾病。

◆紅棗、花生仁護肝

紅棗、花生仁、冰糖各30g，先煮花生，再加入紅棗、冰糖熬湯，每日一劑，連服30日，可治療慢性肝炎、肝硬化。

◆棗香煎服止久泄

大棗10枚去核，先煎，煮熟後加入木香片6g，再煎片刻，去渣，喝湯吃棗。每日一劑，連服半月。有健脾止泄之效，可治療脾虛久泄。

芡實米是滋補良品

◆芡實又名雞頭果，以色白肉糯者為佳

芡實為睡蓮科一年生水生草本植物，用芡實的成熟種仁。芡實夏季抽梗，梗端開紫花，不久即結果實如雞頭狀，故芡實又稱雞頭果，古有雁頭、卯菱、水流黃等別名。芡實外有刺皮及果殼，須壓碎剝取其中的白色種仁即芡實米。芡實主產於湖南、江蘇、安徽、山東等地有南芡、北芡之謂，

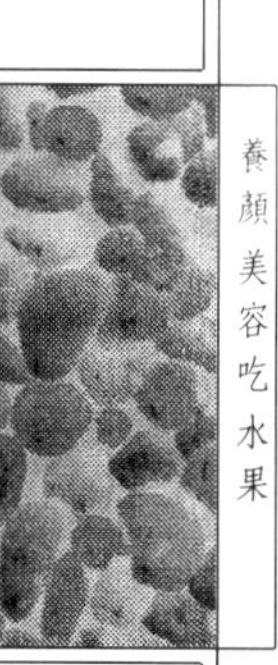

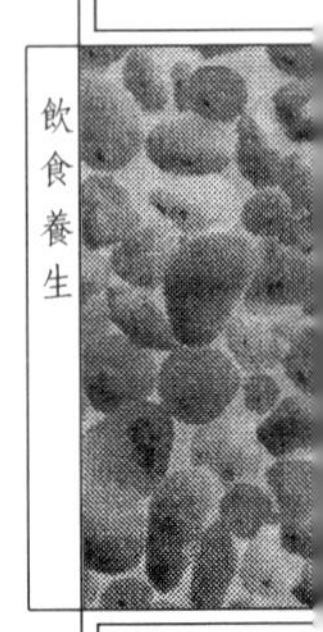

但均以色白肉糯者為佳品。

◇芡實營養豐富，是滋補佳品

據現代科學實驗分析，芡實的主要成分有澱粉、蛋白質、脂肪、粗纖維、鈣、磷、鐵、維生素B_1、B_2、C和菸鹼酸，胡蘿蔔素等，營養豐富。不僅可代糧食充飢，而且是民間的一味滋補佳品。

例如東南亞靠近熱帶的人，喜歡把芡實米與綠豆、薏仁米、百合乾等加冰糖炖湯食，不但味道鮮美，而且有解熱、開胃、滋養強身之功；在做魚、肉佳餚或灌製香腸時，放一些芡實米作配料，可增加鮮味和提高營養價值。

◇中醫學認為芡實善滋補脾腎

中國醫學認為芡實味甘澀、性平、歸脾、腎經，功擅滋補脾腎。《本草求真》言其：「功與山藥相似」。芡實味甘補脾兼利濕，味澀固腎兼止遺，可治療慢性腹瀉、小便頻數，夢遺滑精、婦女帶多等症。

◆芡實煎服治遺精

芡實、山藥各20g，共研末，加水適量煮沸即可服用，一日二～三次。或芡實、山藥各35g，蓮子20g，棗仁10g，加水煎服，每日三次。或芡實30g，金櫻子15g，加水煎服，每日二次，均可治療遺精、滑精等症。

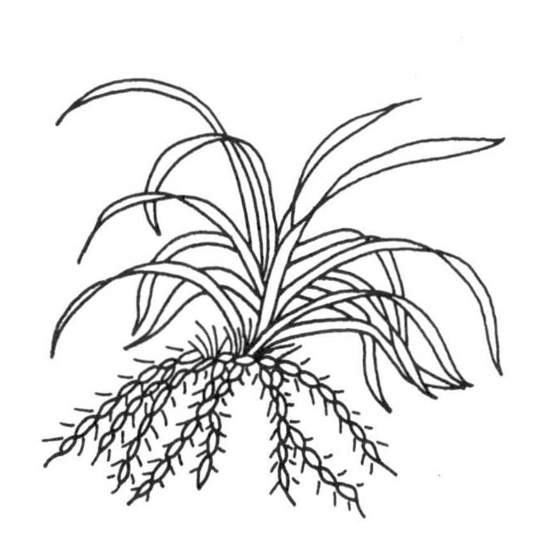

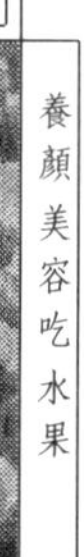

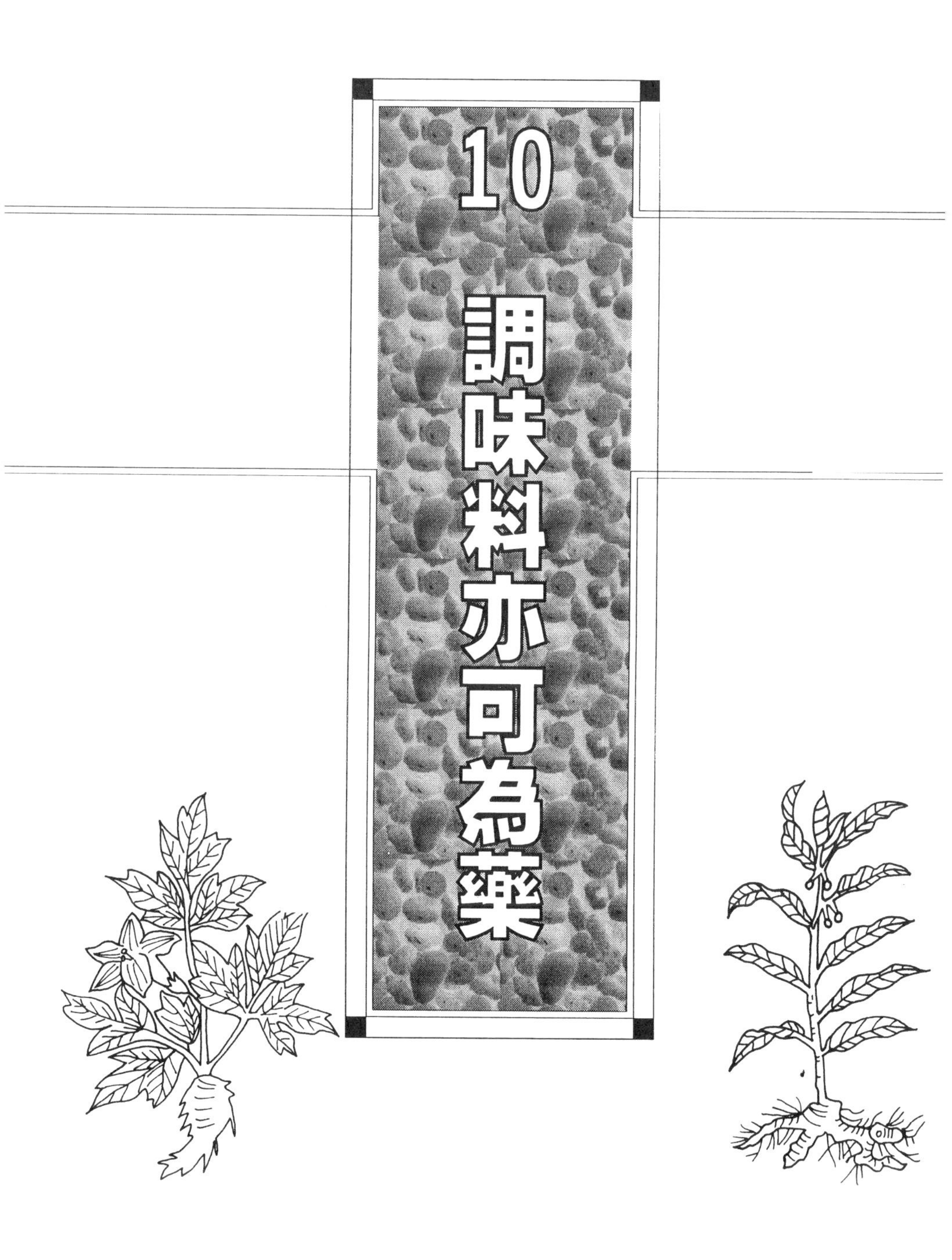
10
調味料亦可為藥

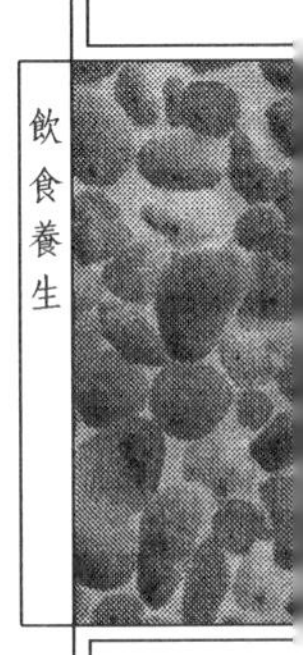

食糖甘甜藥食皆宜

◆食糖有紅、白兩種，是常用的調味品

食糖是烹飪中常用的調味品，如糖醋魚、糖醋排骨等，食糖調味不僅可使菜餚新鮮，起色著味，還有抗氧化保護食物營養不被破壞的作用。常用的有紅糖、白糖兩種。紅糖是未經提純的粗製品，又稱黑糖、赤砂糖；白糖是經提純精製的乳白色結晶，又叫白蜜、糖霜，加工後可製成冰糖。

◆食糖主要含蔗糖、紅糖較白糖營養豐富，食糖的主要成分為蔗糖，還有少量鉀、鈉、鎂、鋅、鐵等物質

紅糖是未經提煉的甘糖粗製品，民間認為紅糖是一種補品，常用作藥引，或治療貧血和作產後滋補用。但從官感和衛生角度看，許多人不愛吃

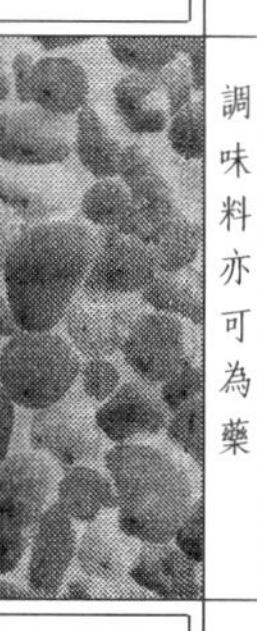

紅糖而愛吃白糖，認為白糖精純，對身體有益。

其實紅糖的營養價值比白糖高，正如糙米比白米的養分高一樣。據營養分析，500g紅糖含鈣質450mg，比白糖多二倍，含鐵質20mg，比白糖多一倍，其它微量元素如錳、鋅也比白糖多，同時還有胡蘿蔔素、維生素B_2、菸鹼酸等，這些營養物質對孕婦、產婦、嬰兒都是十分必要的。

◆紅糖性溫，擅治婦科病

中醫認為紅糖性溫味甘，入脾經，具有益氣、緩中、化食之功，能醒脾緩胃腸。還有緩解疼痛和行血、活血的功用。

所以，產期、期經的婦女，喝紅糖水是有好處的。因為產婦在分娩過程中有血液流失，又要哺乳嬰兒，需要豐富的營養物質。因此，產婦除了吃其他營養豐富的食物外，應多吃點紅糖，以供給熱量和補血。紅糖既然有解疼、活血、散寒的作用，所以，月經期間受寒、身虛或是瘀血造成的毛病，如行經不利、腰腹痛、月經暗紅有血塊等，喝些熱的紅糖水往往會

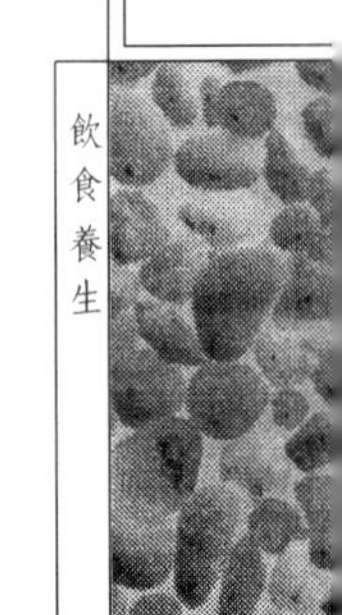

有較好的效果。

白糖性寒，可清熱、癒瘡

白糖味甘性寒，冷利，歸脾經，有潤肺生津、和中補益、舒緩肝氣的作用。民間多用於治療外傷瘡口，既無疼痛，又無副作用，效果頗佳，如燙傷、褥瘡、下肢潰瘍等。

據現代研究報導，白糖能改變傷口的酸鹹性，促進上皮細胞產生生理刺激，供給傷口營養，並使附近的血液循環良好，又能放出熱能，改變局部的滲透壓，促進細胞的生長，使傷口迅速癒合。

食糖食用有禁忌

雖然食糖對人體有益，但對於高血壓、冠心病者不宜多食，尤其是糖尿病患者更應慎食，因其吃糖後會加重病情，甚至出現生命危險。此外，臨睡前不應吃糖，特別是小兒，易引起齲齒、胃酸過多，常呃酸、脘痞的人，也不宜多吃糖。

◆糖姜棗湯治閉經

紅糖60g，大棗60g，老姜15g，水煎代茶飲，每日一劑，連用月經來為止，有補血通經的作用，可用於治療婦女閉經。

◆紅糖姜湯止嘔吐

紅糖100g，鮮生姜20g，切末，共煎湯代茶飲，有散寒，止嘔之效，可治療風寒感冒、妊娠惡阻、嘔吐等病症。

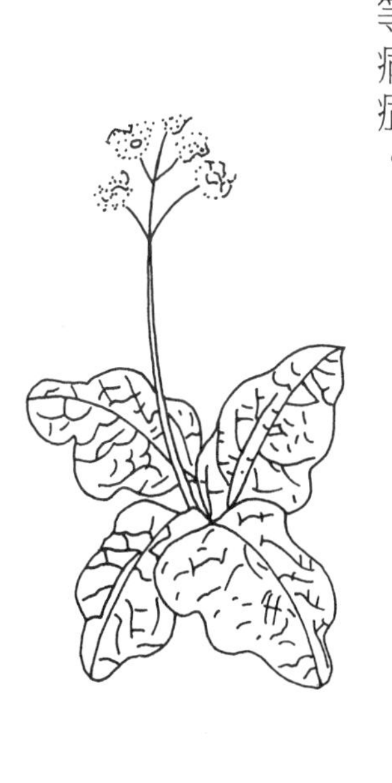

食鹽調味兼治病

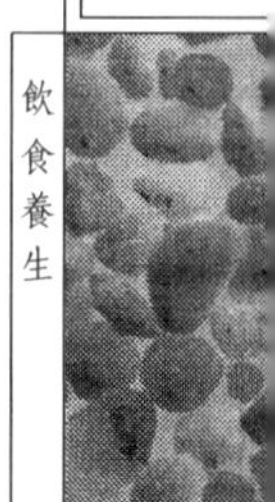

◇鹽是一種結晶

食鹽又叫大鹽、海鹽、精鹽、鹹鹽等。是海水、鹽池、鹽湖中的鹽水經煎曬而成的結晶。

◇食鹽日常妙用多

食鹽是人們每日不離的調味品，食物用鹽調味能解膩提鮮，湯菜加點鹽，其味更鮮、更美。而且食鹽還可用於食物的加工、保藏，如以鹽醃製魚、肉、蔬菜，不僅可以使食物保存長久，還別具風味。

日常生活中，也常用鹽，如唱歌前喝些鹽開水，可以避免聲音嘶啞；長期用淡鹽水洗頭，可以防止和減少脫髮，亦可使頭髮柔軟發亮；以鹽洗衣，可去除衣服上的黃汗斑等等。

◇現代醫學認為是人體生理功能不可缺少的物質

現代醫學對鹽在醫療上的應用和對人體的健康評價極高。認為鹽是人體生理功能不可缺少的物質。心臟沒有它，就會影響正常的跳動，肌肉缺了它，就會發生抽筋（痙攣）；胃裡少了它就會引起消化不良、食欲不振；長期吃不到鹽，人就會出現全身無力的現象。

◇食鹽有益，不可過量

食鹽的主要成份是氯化鈉，同時還含少量的鉀、鎂、鈣等物質，是維持人體體液穩定的重要因素。若攝入過多，則會引起動脈收縮痙攣、血壓升高，如體內水鈉滯留，還會引起浮腫。據國外文獻報導，食鹽過量和引起高血壓有關。因此食鹽不宜過量，正常人每天需要鈉為0.5g，食入鹽應限制在10g左右。

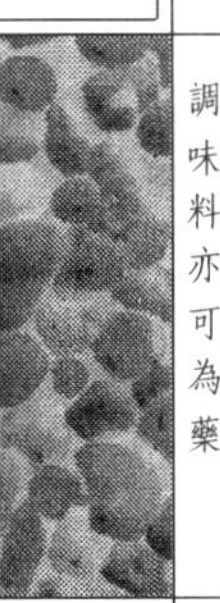

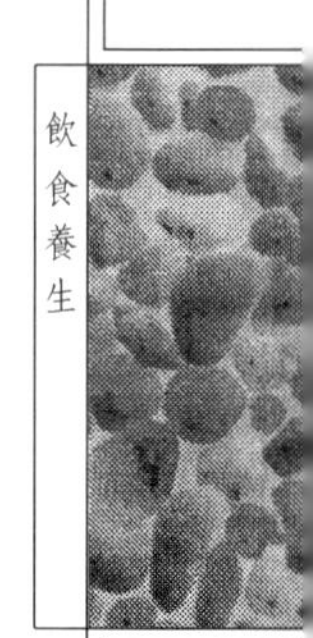

◆鹽水含漱祛咽痛

咽喉腫痛時，每天用鹽水含漱咽喉一日數次有清熱消炎止痛之功。

◆鹽水外洗治蕁麻疹

以食鹽38g，溶於100ml開水中，先燙洗患處，後及復擦洗次數越多越好，擦後不用沖洗，覆被靜臥，使之出汗，有清熱解毒消腫之效，可治療蕁麻疹。

花椒辛香擅長殺蟲

◆花椒又名川椒，以四川出產的為最佳

花椒又稱川椒、山椒、大椒等，為芸香料植物花椒的果皮，許多地區

均有生長，但以四川生產者為最佳，其果皮鮮紅、光艷、皮細、均勻，香氣強烈，麻味持久。花椒不僅是一種調味品，還可入藥醫病。

◇現代藥理研究，花椒具有制蛔、抑菌等作用

據研究，花椒內含有揮發油及川椒素，不飽和有機酸、皂素等，其中花椒油能使蛔蟲嚴重中毒，而達到制蛔止痛的目的。另外，據報導，在試管內，川椒對碳疽桿菌、溶血性鏈球菌、白喉桿菌、肺炎雙球菌、綠膿桿菌和部分皮膚真菌，均有明顯的抑制作用。這也證明了川椒止蛔、殺蟲的作用，可治療蛔蟲症及濕疹、皮膚癢等病。

◇花椒辛熱須慎用

花椒辛熱有毒，熱性病患者不宜使用，如發熱、肺炎、盜汗等。孕婦需慎服。花椒也不宜多食，多食則使人心煩，久食則乏氣傷肺。

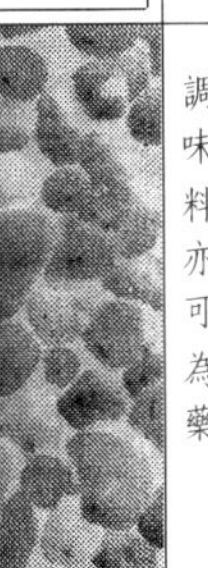

◆花椒醋水止牙痛

花椒用醋水煎濃液，取脫棉球浸透醋水，咬於痛牙處，也可用花椒粉以白麵和為丸，燒熱，咬於痛處，有止痛之效。

香蔥解汗散寒功效快速

◆蔥又名「私事草」，是一種常用的調味蔬菜

蔥又名「私事草」、「芤」、「菜伯」等，香鮮柔滑，烹調山珍海味，高蛋白食品尤其少不了蔥。

◆蔥營養豐富，是人體必不可少的物質之一

蔥的營養成分相當豐富，主要含蛋白質、脂肪、糖類、胡蘿蔔素、維

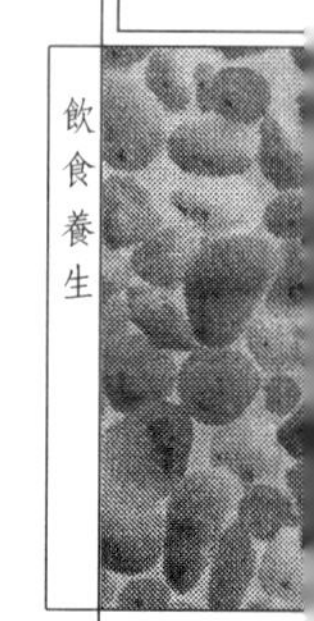

生素B_1、B_2、C、鈣、鎂、鐵、葉鞘和鱗片細胞中有草酸鈣結晶。

鱗莖即蔥白含揮發油，油中主要成份為蒜辣素，還含有脂肪油和粘液質，脂肪油中含棕櫚酸、硬脂肪酸、花生酸、油酸和亞油酸，粘液質中主要成分為多糖類，都是人體生長發育，生殖的生理過程或代謝中必不可缺少的成份。

◆現代藥理研究，蔥具有殺菌、發汗、祛痰、利尿等作用

據研究，蔥所含大量的蒜辣素可作用於細菌的酶系統而產生殺菌作用，對白喉桿菌、結核桿菌、痢疾桿菌、葡萄球菌及鏈球菌有抑菌作用，其水浸劑對多種皮膚真菌也有抑制的作用。

當蔥蒜辣素由呼吸道、汗腺、泌尿道排出時能輕微刺激管道壁的分泌而起發汗、祛痰、利尿作用，對流行感冒痢疾等均有一定的防治作用。蔥可以把蛋白質分解成腖，從而大大提高蛋白質的吸收利用率，且能促進體內的消化。蔥內所含的酸性物質能興奮神經系統，並可加速血液循環，促

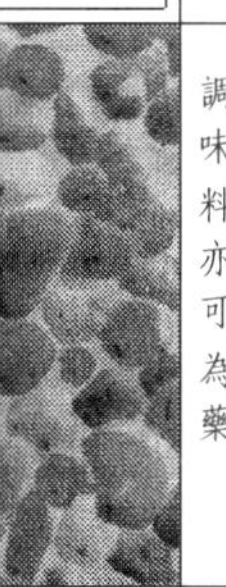

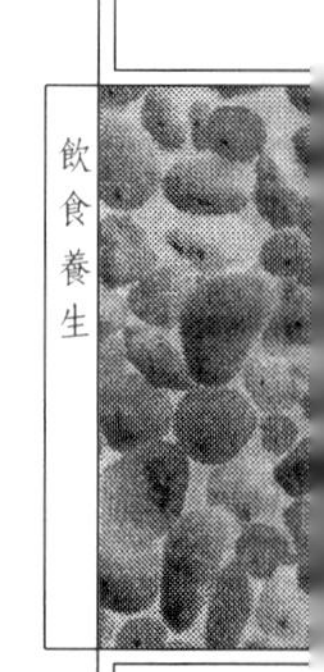

進發汗，增加消化液的分泌，提高食欲。

◆蔥、薑外塗治感冒

蔥白、生薑各15g、食鹽3g，搗成糊狀，用紗布包裹，塗擦前胸、後背、腳心、手心及肘窩。塗後讓患者安臥，半小時即可出汗退熱，治療感冒。

◆蔥煎湯益心氣

紅棗20g，用水泡發洗淨，煎煮20分鐘，再加洗淨的連鬚根蔥10g，繼用小火煎者10分鐘，吃棗喝湯，每日一劑，有安神，益心氣作用，可治療神經衰弱，病後體虛、胸中煩悶，失眠多夢，記憶力減退等症。

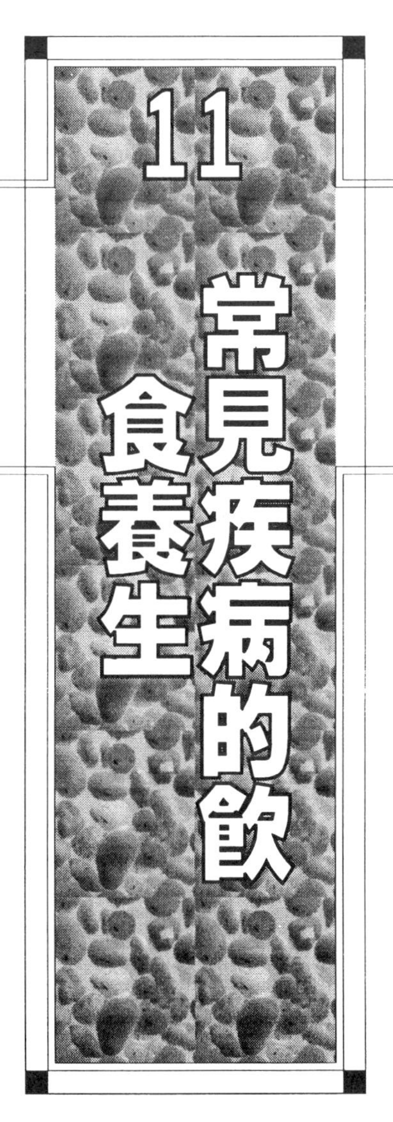

11 常見疾病的飲食養生

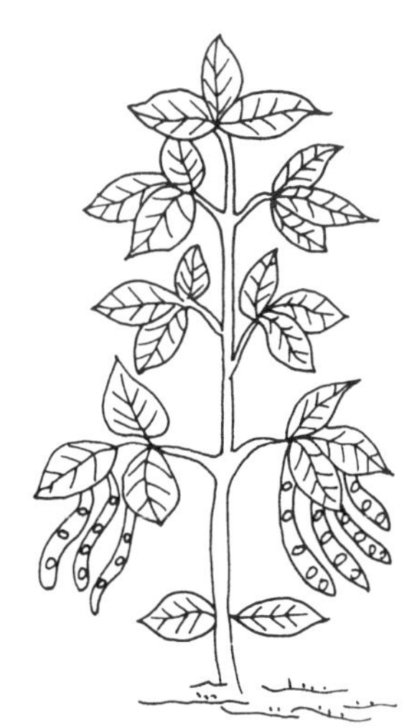

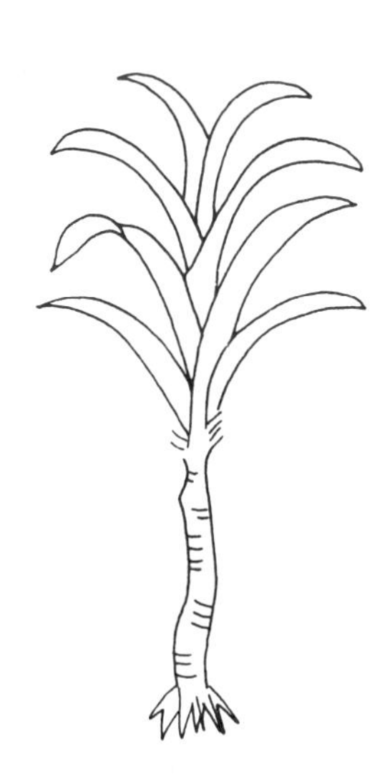

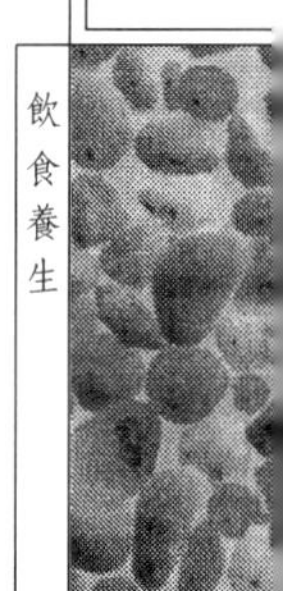

清補分別施用可止咳嗽

咳嗽是肺臟疾病的主要症狀之一

咳嗽是肺臟疾病的主要症狀之一。分別言之，有聲無痰為咳，有痰無聲為嗽，一般多為痰聲並見，難以截然分開，故以咳嗽並稱。《黃帝內經，素問。咳論》有「五臟六腑皆令人咳，非獨肺也」之說，指出咳嗽不僅為肺臟疾病的表現，其他臟腑如有病累及於肺時，也可發生咳嗽。

咳嗽有外感，內傷兩大類

六淫外邪，侵襲於肺，多因肺的外衛功能減退或失調，以致在天氣冷熱失常、氣候突變的情況下，六淫外邪或從口鼻而入，或從皮毛而受。《河間六書・咳嗽論》：「寒、暑、燥、濕、風、火六氣，皆令人咳嗽」，即是此意。

內傷咳嗽，總由臟腑功能失調，內邪干肺所致，一般有肺虛、脾虛、腎虛之別。當然，外感咳嗽與內傷咳嗽還可相互影響為病，久延不治則邪實轉為正虛。外感咳嗽如遷移失治，風邪傷肺氣，更易反復感邪，而致咳嗽屢作，肺氣益傷，逐漸轉為內傷咳嗽；肺臟有病，抵抗力不強，易受外邪引起或加重，特別在氣候轉寒時尤為明顯。

現代醫學認為，咳嗽常見於上呼吸道感染、支氣管炎、支氣管擴強、肺炎、肺結核等病。

◆飲食調理，當分虛實，而施清補

咳嗽屬實熱者，宜以清淡為原則，忌油膩厚味，如肥肉、油煎炙炒等不易消化之品，也忌辛辣之品如烟、酒、辣蒜之類。咳嗽屬虛者，雖可用補，但以清補為主，不宜厚味進補宜多食蘿蔔、清菜等新鮮蔬菜、桔子、枇杷、梨等新鮮水果。

◆肺燥咳嗽取潤品

燥邪侵犯肺部，主要表現為乾咳無痰，或痰少不易咳出，口舌乾燥，苔薄，脈細，治肺當從潤肺止咳著手。

豬油蜜膏 豬油100g，蜂蜜100g，分別用小火煎煮至沸，停火，晾溫。油蜜混合調均即可。每次直接食用一湯匙，每日二次。可補虛潤燥，治療肺燥咳嗽，腸燥便秘等症（《本草綱目》）。

百合蜜 鮮百合120g，和蜜蒸軟，時時含一片食之。或以新鮮百合數個，搗汁，以溫開水飲服，也可煮食。古方有「百合膏」，即以百合與款冬花熬製而成，治久咳血痰，肺癆咳嗽。

◆風寒咳嗽食溫熱類

風寒，侵犯肌表，首犯肺部，而表現的咳嗽，痰液稀薄，或兼風寒感冒症，如頭痛、鼻塞、流清涕等，舌苔薄白、舌質淡紅、脈浮緊。治療當

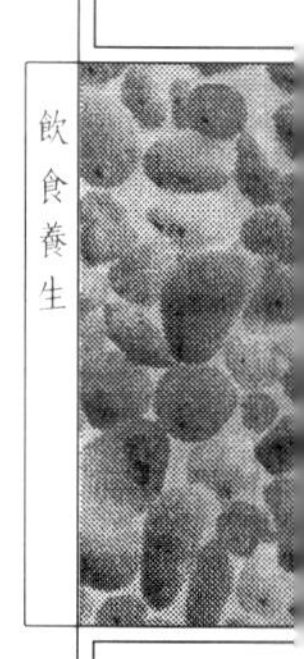

從祛風散寒，化痰止咳著手。

姜棗菜 紅棗50g，生薑15g，紅糖50g，水三碗，煎服，服後汗出為準。

蘿蔔梨 白蘿蔔一個，梨一個，白蜜50g，白胡椒7粒，放入碗內蒸熟服之。

◇風熱、肺熱咳嗽需清涼類

外感風熱之邪或風熱化熱入裡，侵犯肺部，出現為發熱、頭痛、微惡風寒、咳嗽咽痛、苔薄黃、舌尖紅、脈浮數。咳嗽，咳痰黃稠，發熱、口渴、喜飲、舌紅、苔黃、脈浮數。治療宜從疏風清熱或清宣肺熱著手，飲食多取清涼之品。

腌菜滷汁 鹽腌白菜之陳久滷汁，性鹹寒，色如泉水清透者佳，緩緩飲之，能清肺火痰嗽，解咽喉腫毒。

枇杷核煎 枇杷核晒乾，搗碎，約20g，煎湯煮沸10多分鐘，臨服時

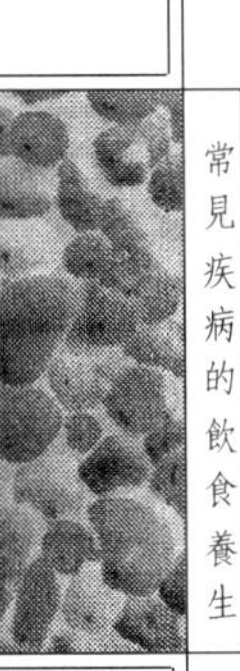

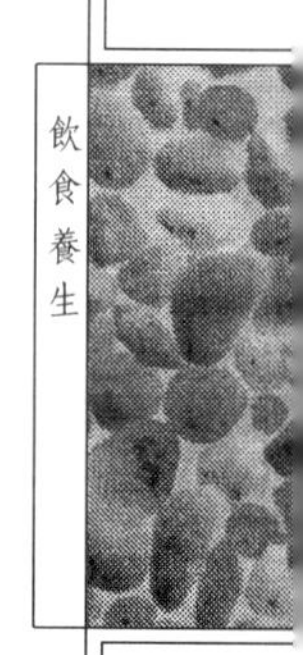

加少量白糖或冰糖，一日二次服用。可治熱咳。

◆虛症咳嗽食補品

虛症咳嗽多以肺虛、腎虛常見。肺虛咳嗽症見咳嗽時作，聲低息促，面白少華，舌淡苔薄，脈細弱。治療宜用補肺之品，肺腎陽虛咳嗽，其症是咳嗽時作，乾咳少痰，或痰中帶血，盜汗，或有低熱，手足心熱，舌紅而瘦，脈細數。治療當以滋腎補肺為主。

雞蛋豆漿 生雞蛋一個打在大碗中，攪開，以滾沸的濃豆漿沖入碗中，調白糖食用。本品補虛治嗽，主治體虛久咳。

梨 治陰虛火盛咳嗽：雪梨120g、生薑30g，共搗汁去渣，加蜜120g，共煎取沸，入滋瓶內封固，不定時服，最能滋陰降火。秋梨20個，紅棗1000g、鮮藕1500g，生薑300g，各取汁熬膏，加冰糖400g，後加蜂蜜。能潤燥生津，化痰止嗽，除煩解渴。

蜜餞雙仁 炒甜杏仁250g，放在鋁鍋中，加水適量，煎煮一小時，再加核桃仁250g，煮至汁將乾鍋時，加蜂蜜500g，拌勻至沸即可。本品補腎益肺，止咳平喘潤燥。經常食用，可治療肺腎兩虛型久咳、久喘症。

合理膳食治冠心

◇冠心病，是目前威脅人類生命的最嚴重的疾病之一

冠狀動脈粥樣硬化，是指心臟的冠狀動脈管壁內，有大量膽固醇沈積所形成的一種病理變化。有冠狀動脈粥樣硬化性心臟病，簡稱冠心病。本病是由於冠狀動脈壁形成粥樣斑塊，導致血管狹窄或阻塞，影響冠狀動脈的血液循環，使心肌缺血、缺氧而造成。

本病形成與精神神經、內分泌、全身代謝、血液凝固等因素有關，亦受生活環境、體力活動、膳食條件等因素的影響。臨床表現為心絞痛、心肌梗塞、心律不全、心力衰竭、心臟擴大，心電圖有一定改變等，多見於

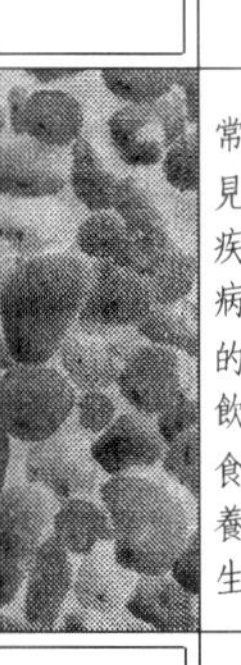

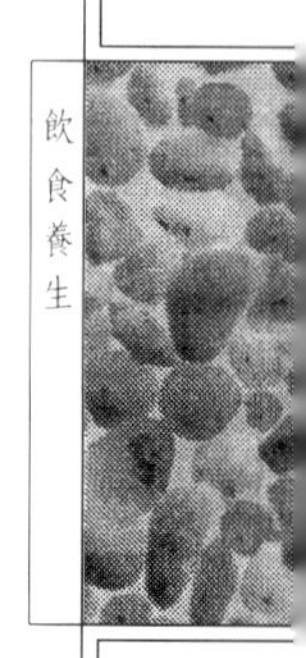

四十歲以上，且男性多於女性。

◇冠心痛，屬於中醫「胸痹」範疇

中醫學認為此病多因中老年人體質虛弱、七情內傷，或過食肥甘所致。患者多心氣虛，或因腎虛導致心氣虛、血行無力、脈道不通。因以胸部悶痛，甚則胸痛徹背、短氣，喘息不得臥床為主症而屬於「胸痹」範疇。

◇飲食不當是發生冠心病的重要因素之一

在防治心血管病的國際會議上，對冠心病病因提出八個因素，即高血壓、吸煙、活動量不足、肥胖、精神緊張與個人對精神緊張的反應、血脂過高、糖尿病、遺傳因素。其中至少兩項是與飲食有關的。國外還有人認為飲食（特別是總熱量）和遺傳、情緒緊張是影響冠心病發生、發展和轉歸的三大因素。

中醫學也認為，飲食不節，或過食油膩生冷，或嗜酒成癖，以致脾胃損傷，運化失健，聚濕成痰，痰阻脈絡，則氣滯血瘀，胸陽失展，而致本病發生。

◆食療驗方是防治冠心病的輔助治療措施

冠心病、邪實正虛，虛實相兼，治療要求「急則治其標，緩則治其本」，飲食治療主要從緩圖治，常用的食療驗方擇要介紹如下：

木耳豬肉湯　黑木耳6g，瘦豬肉50g，佛手9g，薏米20g，共熬湯服食。日一次，宜長期服食，用於痰濕閉阻型冠心病。

海蔘炖大棗　海蔘40g，大棗數枚，冰糖適量，先炖爛海蔘，再加大棗，冰糖炖20分鐘。每天早飯前空腹食，宜常服食，適用於氣陰兩虛型冠心病。

素炒黃豆芽　黃豆芽（淨）500g，醬油、鹽、素油、糖各適量。將鍋燒熱，加油熱熬，把豆芽倒入翻炒到半熟，加醬油、鹽及水，蓋上鍋蓋，約燒2～3分鐘，加糖，再滾幾滾即好。

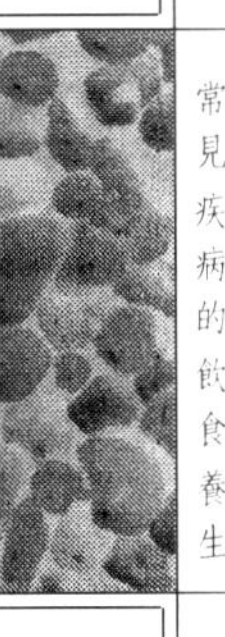

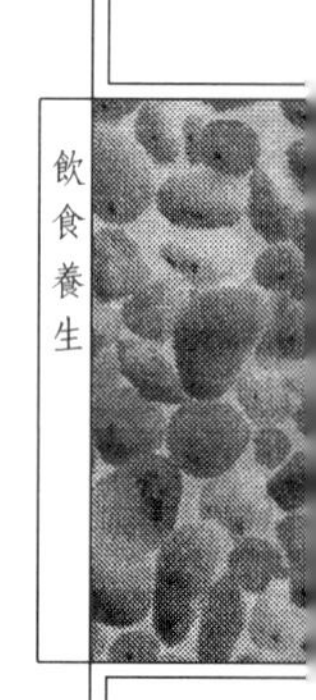

拌胡蘿蔔絲 胡蘿蔔500g，芫荽（香菜）50g，熟油辣椒50g，精鹽、醋、白糖、蒜苗、香油等各適量。胡蘿蔔洗淨切成細絲，放碗內撒上精鹽拌勻。芫荽、蒜苗摘去根、老葉、洗淨切細絲。將鹽漬的胡蘿蔔絲用清水淘洗，擠乾水分，連同芫荽、蒜苗抖散，放於大碗中，把熟油辣椒、鹽、醋、白糖等調味一同倒入碗內拌勻，盛入盤中即可食用。

煎蒸帶魚 帶魚1000g，醬油15g，香油5g，食油50g，鹽、蔥、薑絲、香菜各適量。製法：將帶魚割去魚嘴，挖掉魚鰓，在腹部開膛取出內臟，用清水洗淨，瀝乾，切成約6cm長的魚段，並在每塊魚的兩面划幾道直魚口，用鹽拌均，熱鍋溫油，將魚塊放入，煎至兩面發黃，出鍋，放入大碗中。在大碗中放入高湯、鹽、蔥、姜絲各少，上籠蒸半小時，出籠時放入香油、香菜少許即成。帶魚，每100g只含有膽固醇100mg左右，而且含有大量不飽和脂肪酸，是最適合的食物。

◇飲食調理須從宜忌

膳食要合理 目前，一般認為動物脂肪不應超過進食量的20%或脂肪總量的10%。不應過多地吃蛋黃、豬腦、動物內臟及其他含膽固醇高的食物，使每日膽固醇攝入量應控制在250～300mg以內。在低脂飲食的同時，不宜進食糖量過多，因糖在體內可轉化為脂肪而存積。要多吃植物蛋白（如豆製品）及復合碳水化合物（如澱粉等），而少吃單純碳水化合物（如蔗糖、果糖、蜜糖及乳糖等），要注意維生素C及P的補充。

進食宜適量 患者宜先飢而食，先渴而飲，少食多餐，飢飽適度。不宜過多，過飽，力戒暴飲暴食，防止體重大幅度增加。

低鈉飲食 食鹽中的鈉，能增加血漿滲透壓，促使血壓升高。有人發現，不同地區因食用水源中鹽的含量不同，高血壓的發病率也有差異。而高血壓對動脈粥樣硬化及冠心病均起著不利的影響。

嚴格控制烟酒 吸烟嗜酒往往成為脂質代謝紊亂的誘因。有人觀察到，

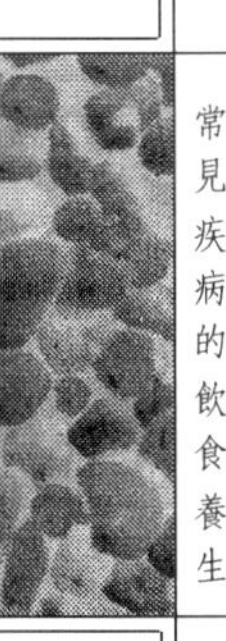

每日飲酒，可促進膽固醇的合成，引起血漿膽固醇及甘油三脂濃度的升高，酗酒能減弱神經系統的機能，對肝臟和其他器官也會產生不良影響。冠心病患者飲酒能引起心絞痛或心肌梗塞。

適量飲茶 茶葉與咖啡都含有咖啡因，還有揮發油，能刺激神經系統和心臟活動，使血管收縮，這對心臟，特別是冠心病患者有不良影響，故不宜喝濃茶。但在另一方面，茶含茶鹼，對心臟又有好處。茶葉能降脂，茶葉中還含有大量的油酸，其中八三・三％是不飽和脂肪酸，也有一定降脂作用。故飲茶適當是有好處的。

高血壓要吃低鹽低脂的食物

◆高血壓病，屬於中醫「眩暈」、「頭痛」範疇

高血壓是以體循環動脈血壓升高為診斷依據的，一般是指四十歲以下

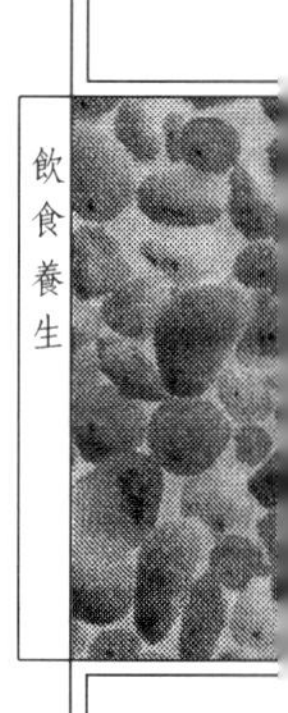

成人收縮壓大18.5kpa，舒張壓大於12kpa。四十歲以上隨年齡每增大十歲，正常收縮壓標準可增高1.53kpa，但舒張壓的正常標準不變。

早期具有頭痛、頭暈、頭脹、耳鳴、眼花、心悸、失眠等症狀，若不進行治療，可於多年後逐漸影響心、腦、腎等器官，以致引起冠狀動脈病變，高血壓性心臟病，腦動脈硬化，腦溢血等。

高血壓病屬於中醫「眩暈」、「肝陽」、「肝火」、「肝風」，及「中風」、「頭痛」等範圍。

◆飲食要求，低脂低鹽

鈉鹽在某些內分泌素的作用下，能使血管對各種升高血壓物質的敏感性增高，引起小動脈痙攣，使血壓升高，並可促使腎小動脈硬化過程加快。鈉鹽又有吸附水的作用，食用鈉鹽多後，容易使水鈉在體內滯留，而引起水腫。每天進食鹽量，宜控制在2～5g以內。在低鹽的同時，飲水量也不宜過多。

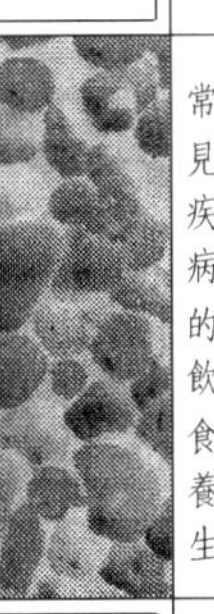

低熱量、低脂、低膽固醇飲食也是高血壓患者必須達到的飲食要求。否則，過量攝入，會加重血液中脂肪、膽固醇的含量，形成高脂血症或高膽固醇血症，加速血管硬化，使血壓進一步升高，從而加重病情。

◆飲食調理，須明宜忌

高血壓患者的飲食，除了注意要低鹽低脂外，還應多吃新鮮蔬菜和水果，富含維生素B、維生素C的食物。如豆芽、瓜類、海帶、紫菜、木耳等。

多吃有降壓作用的食品如大蒜、芹菜、薺菜、茼蒿菜、茭白、地瓜、綠豆、玉米、胡蘿蔔、菊花、葫蘆、西瓜、海蔘、海藻、海蜇、蜂王漿等。但忌用辛辣調味品；刺激心臟和血管的食品如烟、酒、濃茶等；忌食容易產生脹氣的食物，如乾豆類、甘薯、土豆等。

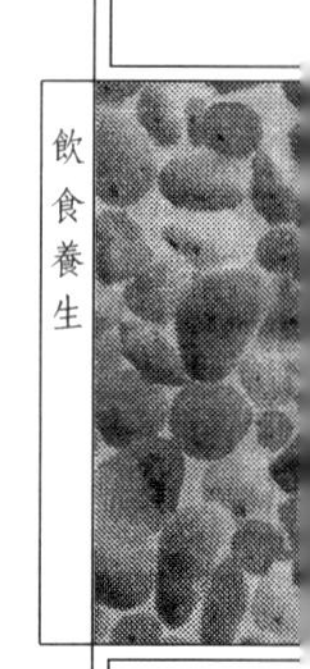

◇食療驗方是防治高血壓病的一種有效方法

芹菜煲紅棗　每次用芹菜200g、紅棗50g，水適量煲湯，調味吃菜喝湯，每天一次。有利尿鎮靜，安中養脾之功效。民間常用以治療各種類型的高血壓，也可用於治療膀胱炎。

海帶綠豆糖水　每次用海帶60g，綠豆15g，加水適量煲爛，再加入適量紅糖調味食用，每天一次。味道鮮甜可口，可作夏天的清涼飲料食用。有養陰清熱之功效。可用於治療陰虛陽亢之高血壓，還可治療痱子、頸淋巴結炎等疾患。

菠菜姜絲拌海蜇　每次用菠菜250～300g，洗淨，放入沸水中湯2～3分鐘，撈出，再將海蜇皮50～100g洗淨，切絲，放沸水中燙過，加入薑絲10g，少許蔥絲及鹽、味精、適量麻油同拌食用。有滋陽瀉火等功效，適用於治療各型高血壓症。

白木耳炖冰糖　每次用白木耳15～20g，水浸泡開後，放入砂鍋內水

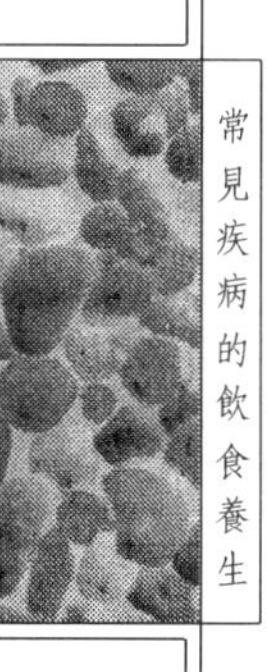

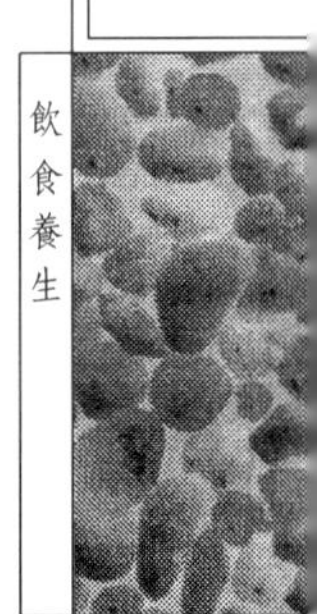

煮，加冰糖適量，再隔水炖30～60分鐘後食用，每天一次。有滋陰補虛之功效。適用於治療各型高血壓，對動脈硬化也有效。

菊花龍井茶　杭菊花10g，龍井茶適量，泡茶飲用。菊花能平肝明目；茶葉能生津止渴利尿，有增強血管彈性作用。兩者合用，降壓更顯著。

冬瓜草魚湯　冬瓜500g，活草魚一條剖洗去腸肚、尾、翅，先煎魚至魚尾呈金黃色，加入冬瓜（不要去皮）和清水少許同煮一小時。拌調料服食，可常服。適用於肝陽上亢之頭痛目眩、高血壓等。

鮮芹菜汁　鮮芹菜250g洗淨，用沸水燙二分鐘，切碎絞汁服之。每服一小杯，日服二次。適用於眩暈頭痛、顏面潮紅，精神易興奮之高血壓患者。

地瓜　高血壓伴頭昏目赤，顏面潮紅，大便乾結者，將地瓜去皮搗爛絞汁，用涼開水和服，每次一杯，一日二～三次。

西瓜籽　西瓜籽仁中含有一種能降低血壓的成分，取6～15g生食，有一定降壓效果。也可用西瓜翠衣（西瓜皮）12g，草決明12g，水煎、代茶飲服。

蓮、藕　蓮子心各1.5g，開水沖泡代茶。用藕節3～4個，水煎服。治高血壓伴頭脹、心悸、失眠。

柿餅　柿餅10個，水煎，一日二次分服。或用青柿子搗爛擠汁，每次服一小酒盅，早晚各服一次，適用於高血壓及中風傾向者服用。

中風之人飲食一定要調養

◇中風，有缺血性和出血之分

中風是由腦血管病變引起的。多見於老年人，尤其是高血壓和明顯動脈硬化者。中風可分為缺血性中風和出血性中風二大類。缺血性中風又可分為動脈硬化性腦梗塞和腦栓塞。出血性中風又可分為高血壓性腦出血和蛛網膜下腔出血。

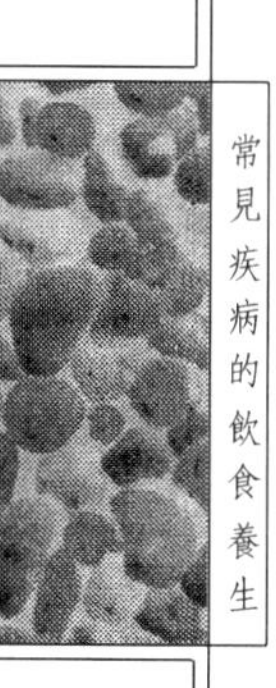

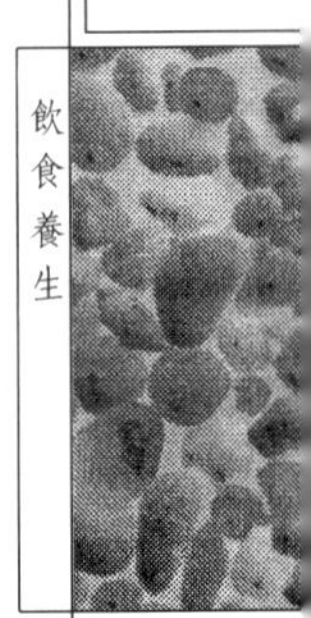

◇飲食不節是中風發生的常見因素

嗜酒肥甘，飢飽失宜，或形盛氣弱，中氣虧虛，脾失健運，聚濕生痰，痰鬱化熱，阻滯經絡，蒙蔽清竅。或肝陽素旺，橫逆犯脾，脾運失司，內生痰濁；或肝火內熾煉液成痰，以致肝風挾雜痰火，橫竄經絡，蒙蔽清竅，突然昏僕，喎僻不遂。

◇飲食調理宜清淡、低熱

中風急性期，病情危重，應及時救治，此時多以中西藥物治療為主，經搶救後往往可留下中風後遺症，主要表現為半身不遂，活動受限，肢體麻木，口角歪斜，言語障礙，少言短氣。除了作針灸、服藥治療外，飲食調理也很重要。

首先飲食宜少量多餐，以清淡、容易消化吸收的新鮮蔬菜和水產品，如青菜、蘿蔔、海帶、紫菜等為主；其次要限制總熱量的攝入，控制體重在標準的範圍內，減少飽和脂肪酸和膽固醇攝入量，少吃精製糖、蜂蜜、水果糖、糕點等，總熱量以一六〇〇～一九〇〇千卡為宜。

另外，禁食一切膏粱厚味，肥甘，生痰動火的食物。若血壓仍然偏高，食鹽量應控制在每日40以內。

煨蹄筋方 將溫油發過的豬蹄筋30g加水，文火煮至極爛，放糖調味。用法：以上為一日量。代餐食用，隔日一次。一個月為一療程。豬蹄筋有舒筋活絡，補肝強筋的作用。煨蹄筋方適用於中風後遺症及老年關節不利，頸項酸軟、腰膝疼痛，抽筋等症。

豬膽綠豆粉 豬膽汁120g，綠豆粉80g，拌勻晾乾研磨，每服6g，日二次，適用於中風肝火熾盛症如：昏厥已過，聲出口開，氣粗息離，躁擾不寧，頭脹耳鳴，巔頂作痛，舌邊尖紅，脈象弦數。

牛肉凍 用嫩黃牛肉10kg，洗淨，水煮成肉糜，去渣取液，再熬成琥珀色收膏，冬天溫服，每次一小杯，逐漸可加量，久服有效。主治中風偏廢，口眼喎斜，痰涎壅塞（古方「霞天膏」）。

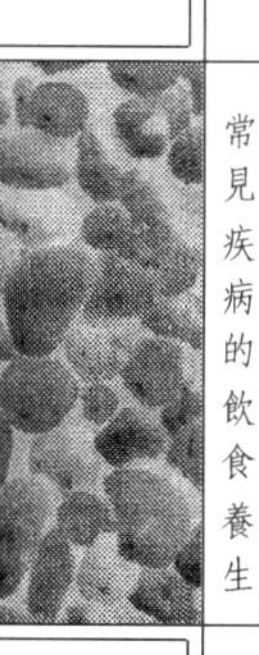

◆地黃酒

將地黃60 g洗淨、晾乾，與白酒500 ml共放入瓶內，蓋上蓋，並密封，浸泡七天即成。臨睡前飲一小酒盅。適用於中風腎虛絡阻症如：舌短不語，足痿不行，或偏癱，或半身不遂，舌淡紅，脈細弱。

貧血症重視滋補

◆貧血，一種常見的疾病症狀

人體血液中紅細胞數或血紅蛋白低於正常時，稱為貧血。貧血通常是一種症狀，臨床上常見的貧血類型有四種，即缺鐵性貧血，再生障礙性貧血，巨細胞性貧血，失血性貧血。

一般而言，飲食中缺乏鐵質，易引起缺鐵性貧血；飲食中缺乏葉酸，

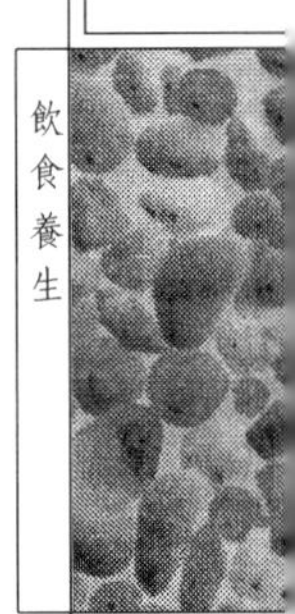

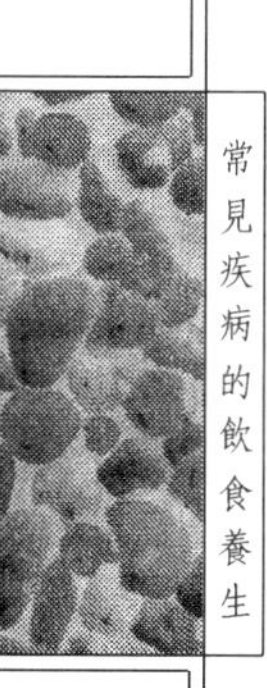

維生素B_{12}等「抗貧血因素」，易引起巨細胞性貧血；骨髓的造血功能降低，易引起再生障礙性貧血；紅細胞破壞和流失過多，易引起失血性貧血。可見，治療貧血，飲食的調養十分重要。

◆中醫學認為，貧血，屬於「血虛症」範疇

貧血多由於失血，營養不良和病後虛弱原因，而致氣血耗損，影響脾胃生化之功能，出現心慌氣短、怔忡頭暈、食少疲倦、健忘多夢、唇淡、脈細弱等症狀，當屬於中醫學「血虛症」範疇。

◆飲食調養，須明宜忌

針對貧血症，飲食療法本著「損者益之」、「虛者補之」的原則，選用一些滋補性食品，經大量的臨床實驗表明，其防治效果是較顯著的。但在具體選用食物時也要掌握有關宜忌：

多食含鐵食物　鐵質是製造紅細胞和血紅蛋白的必需物質之一，尤其

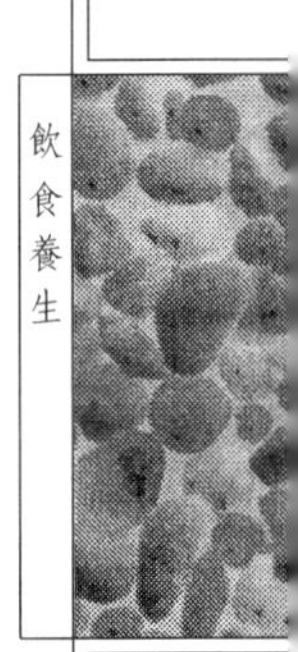

是缺鐵性貧血的主要病因。應該多吃含鐵量豐富的動物肝臟和其他內臟，其次是瘦肉、蛋黃和豆類，蔬菜中含鐵較多的苜蓿、菠菜、芹菜、油菜、蘿蔔、莧菜、薺菜、蕃茄等，水果中杏、桃、李、葡萄乾。紅棗、櫻桃等含鐵亦較多。

補充蛋白質　蛋白質是構成血紅蛋白和紅細胞的基礎物質。因此，貧血患者的飲食都應有足夠的蛋白質。含蛋白質食物，有牛奶、瘦肉、魚類、蛋類、黃豆及其製品等。

補充葉酸、維生素B_{12}　葉酸、維生素B_{12}等紅細胞的構成因素也存在於食物中，以動物肝、腎和瘦肉中含量最多，綠葉蔬菜和茶葉中也含有葉酸，對於3～16個月的嬰兒柔孕產婦都要注意補充上述物質、食品。

注重烹調　在飲食烹調上要使食物具有色、香、味以誘發進食慾，利於消化，可以改善貧血患者伴發的食欲不振，消化不良等症。

切勿濫補　貧血患者實施飲食滋補，須全面考慮患者的全身狀況，不能一味濫補，否則會發生「虛不受補」，甚則加重病情之虞。

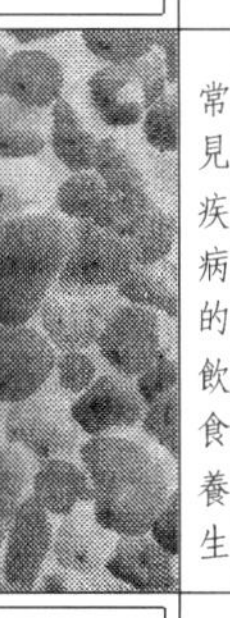

◆食療驗方是中醫防治貧血的理想措施之一

羊乳粥　羊乳250g、粳米50g。製法：將粳米加水煎煮為粥時，加入羊乳同煮，放糖調味。用法：以上為一次量，日服一次，一個月為一療程。

八味粥　糯米300g，薏仁米50g，赤小豆30g，大紅棗20枚，蓮子20g，芡實米20g，生山藥30g，白扁豆15g。製法：先將薏仁米、赤小豆、芡實米、白扁豆入鍋煮爛，再入糯米、大棗、蓮子同煮。山藥切小塊加入煮爛。每日早晚食或當點心吃。適用於貧血患者，脘腹脹滿、消瘦、面色萎黃的病人。

杞棗黑豆豬骨湯　生豬骨250g，枸杞15g，黑豆30g，大棗10枚（去核），加水適量，煮熟後去豬骨，用食鹽少許調味，飲湯食枸杞、棗肉、黑豆。

雞蛋紅棗湯　取紅棗20枚去核，雞蛋二只，加水同煮，蛋熟後去殼，再放入原汁湯中炖十五分鐘，加紅糖適量，吃蛋飲湯，每天一次。有補益氣血之功效。常用於治療貧血和病後體弱。

豆腐紅糖酒 取豆腐塊三塊、紅糖50g，水適量共煮20分鐘，然後放入高粱酒或糯米酒20～50ml，沸後取出食用，每天或隔天一天。有補血活血之功效。常用於治療貧血。

豬肝菠菜湯 每次用菠菜150～250g，豬肝150g，水適量煮沸後湯調味食用。補血功效良好。貧血者可適當食之。

二冬甲魚湯 甲魚一只，天門冬15g，麥門冬15g，枸杞子5g，百合10g，火腿50g，紹興酒、葱、薑適量。製法：甲魚去頭及內臟、爪、尾等，洗淨放入鍋中，待水煮沸後，文火燒20分鐘，取出剔去上殼和腹甲，切成3cm一段。將甲魚段和上述原料均放鍋裡，加適量清炖煮，至中甲魚熟透。飲湯食用。適用於治療肝腎陰虛型貧血。

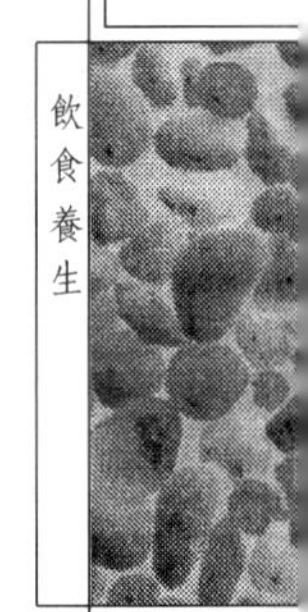

飲食正確水腫自然消

◆水腫，責之於肺、脾、腎三臟

水腫，是指體內水濕停留，面目、四肢、腹部甚至全身浮腫的一種症狀。中醫學認為，水腫的產生，「其本在腎，其末在肺，其制在脾」，其中尤以脾腎陽虛為水腫病機的關鍵。

正常的水分代謝，主要由肺、脾、腎三臟來完成。水飲入於胃後，經過了脾的轉輸送達於肺，再由肺的通調下降到達腎和膀胱，排泄於外，保持一定的平衡狀態。如果肺不能通調水道，脾不能運化水濕，腎不能氣化水液，則可引起水腫。

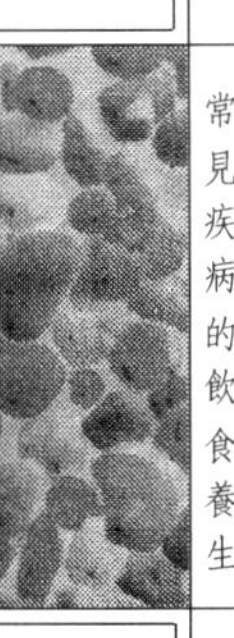

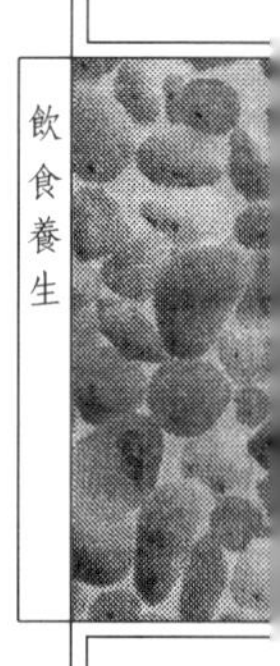

◆飲食療法以水腫病情緩急為依據

水腫病情有緩急之分，飲食療法的配方應以水腫的緩急為依據。病情急，宜選用清熱利尿解毒作用的食物，如冬瓜、葫蘆、赤豆、薏米、玉米、等為宜；葷菜中如鯉魚、鯽魚、瘦肉、鴨肉等。禁忌鹽鹼及油脂肉類、海星、蝦、蟹等肥厚寒性食物，煙酒醋等刺激品，大量的葱、韮、大蒜等辛辣品，蔬菜中的南瓜等以及生冷水果。

病情緩，應選用補益脾腎、溫陽利水作用的食物。如鯉魚、鮎魚、泥鰍、黑芝蔴、桑椹等食物，禁忌肥厚油類煎烤食品，海星蝦蟹，蔬菜中的南瓜等。

◆食療驗方能利水消腫

新鮮西瓜汁　選新鮮成熟西瓜一個，絞汁，每次隨意飲之。西瓜為甘淡微寒、清甜生津之品，有清熱解暑、生津利尿止渴的功效，能治療水腫，但水腫屬腫腎虛寒者不宜。

玉米鬚茶煎劑　玉米鬚30～60g，共煎。玉米鬚性味甘淡平和，有利水通淋作用，能改善腎功能，減少蛋白尿；茶葉有清熱解暑、利尿消腫作用。兩味合用，對水腫尿少兼血壓高者合適。

鯉魚冬瓜湯　用鯉魚一條（約重500g，去內臟及腮）、冬瓜300g、葱白10根，水適量同煮，鹽油調味，分二次食用，吃肉喝湯，每天或隔天一次。有健脾利水、滋養除濕之功效。適用於脾腎陽虛所致之浮腫等症。

紅薯煨生薑　每次用紅薯500g、生薑三片，將紅薯挖洞放入生薑，加水煲熟或烤熟，每天早晚各吃250g，連續食用。有健脾益氣之功效。脾陽虛之浮腫者可服用。

芡實炖老鴨　每次用芝實120g、老鴨一只（去毛及肉臟、洗淨），把芡實放入鴨腹內，置瓦鍋內，加水適量，隔水炖二小時，加蓋少許調味，吃肉飲汁，隔天或二～三天食一次。有補腎健脾利水等功效。適用於治療脾腎虛之浮腫。

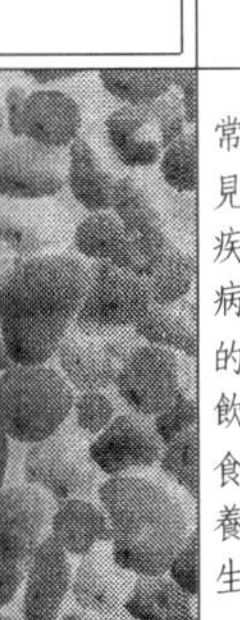

蠶豆炖牛肉　鮮蠶豆（或水發乾蠶豆）250g，精牛肉500g，葱、薑、鹽各少許。牛肉切成約2.5cm長，2cm厚的塊，牛肉放入砂鍋內，加鹽、葱、薑、清水適量，用武火燒沸後，轉用文火炖熬至牛肉六成熟時，加鮮蠶豆，繼續炖熬至熟即成。有健脾利濕作用，主治虛弱、水腫等症。

桑椹酒　鮮桑椹100g，白酒500g。將鮮桑椹洗淨，搗汁裝紗入布袋內，札緊袋口。將白酒、紗布袋放入酒瓶中，蓋好蓋，封口，浸泡三天即成，隨飲，每次一小盎。有固腎陰、利水消腫之功。主治水濕內阻的下肢浮腫，小便不利，關節作痛，耳鳴、目眩、口渴、髮白等症。

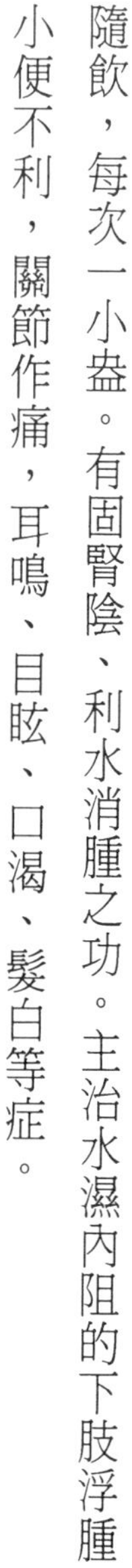

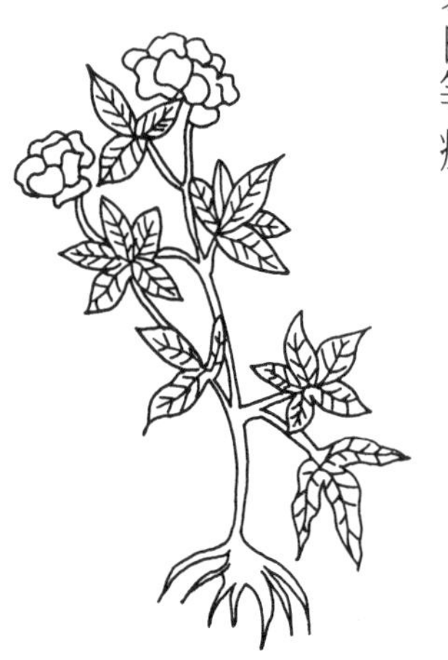

糖尿病的飲食觀念

◆消渴，相當於現代醫學的糖尿病

中國對糖尿病早有認識，在兩年多年前的《黃帝內經・素問》就有消瘅、消渴的記載。幾千年來，中醫在治療糖尿病方面，積累了豐富經驗，如消渴丸、玉泉丸、六味地黃丸等都是治療糖尿病的有效方藥。

◆飲食要求，清淡低糖

糖尿病飲食治療的目的，主要是通過飲食控制，促使尿糖消失，空腹血糖降至正常，以糾正代謝紊亂，防止出現各種合併症。同時供給病人足夠的營養，以維持身體健康，和延長壽命。

一般而言，病情輕者，除碳水化合物量減少外，蛋白質和脂肪量可和

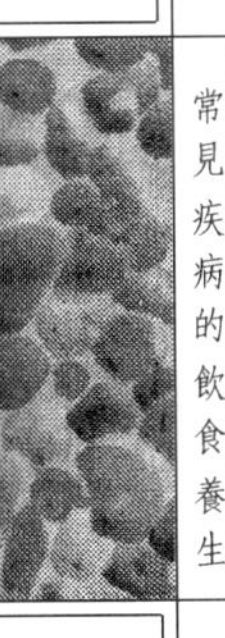

平時一樣。病情較重者，除碳水化合物量減少外，蛋白質和脂肪量可和平時一樣。病情較重者，主糧控制在每日250～600g，加用蛋白質和脂肪食品，飢餓時以蔬菜充飢（如小白菜、大白菜、油菜、青菜、萵苣、空心菜、水芹菜、韮菜、藕、白蘿蔔、蕃茄等）。一般糖尿病患者可供選擇的飲食種類不外乎：

瘦肉類：豬、牛、羊、雞、魚等瘦肉，甲魚、海蔘亦可選用。

豆製品：黃豆、豆腐、油豆腐、豆腐乾、豆腐絲等。

蔬菜類：可選含糖量少的蔬菜，以增加飽腹感。

糧食類：大米、白麵、小米、玉米等。

烹調油：最好用葵花籽油、豆油、花生油、芝麻油、玉米油等。

其他還有水果、乳類也可適當選擇。

◆飲食療法宜從清熱、養陰、生津

糖尿病是以糖代謝紊亂為主要表現的內分泌代謝疾病，臨床以多尿、

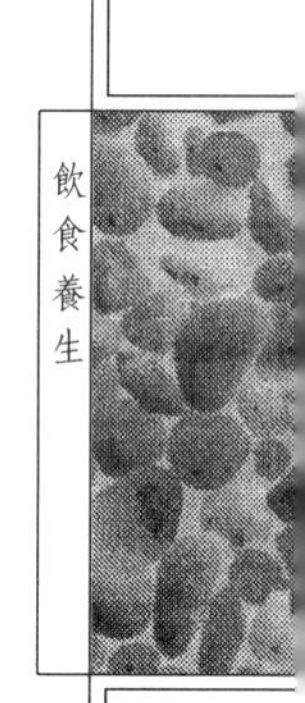

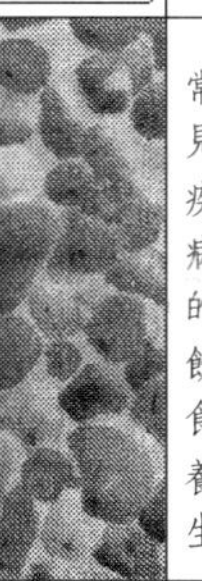

多飲、多食、消瘦為主要症狀，其病機為陰虛內熱，日久損傷腎陰。飲食療法是在清熱養陰、益氣生津、滋補肝腎的原則下配方。

蚌肉苦瓜湯　苦瓜250g，蚌肉100g。將活蚌用清水養一天，去清泥後取出其肉和苦瓜，共煮湯，經油、鹽調味，熟後喝湯，吃苦瓜、蚌肉。苦瓜性味苦寒，有清熱止渴作用，能降低血糖；蚌肉性味甘鹹，有清熱滋陰、止渴利尿作用。兩者合用，適用於糖尿病胃熱陰虛者。

素絲炒芹菜　芹菜450g，胡蘿蔔50g，水發冬茹50g，素油50g，精鹽2g，葱花5g，味精1g，按常法炒食。

玉米鬚豬肉湯　玉米鬚30g，瘦豬肉100g，共煮湯，熟後去渣，飲湯食肉。玉米鬚性味甘平，有利水通淋、止血降壓作用；瘦豬肉功能濡汨臟腑，又含豐富蛋白質，是糖尿病人的合適食物。兩味含用，適於糖尿病腎陰虛者。

痛風可多吃鹼性食物

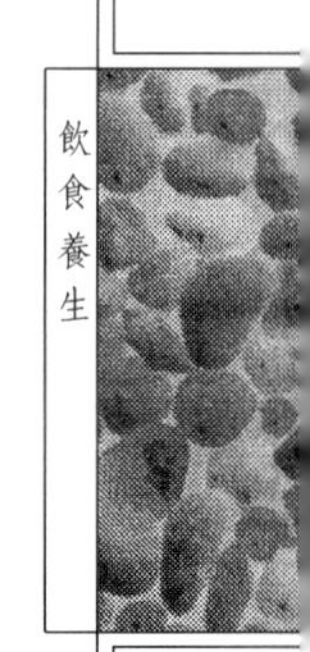

◇痛風，是一種嘌呤代謝紊亂所引起的疾病

痛風是一種嘌呤代謝紊亂所引起的疾病，有急性或慢性病痛風之分，發作時血液尿酸濃度增高，超過6mg%；久病時因尿酸濃度超過其飽和溶解度，會沈積於關節、軟組織、軟體、骨骼、腎臟等組織器官而引起反應，導致關節畸形僵硬，半數病人可在關節附近的滑膜囊、腱鞘、軟骨內及耳殼的皮下組織發生痛風石；還有10～20%病人可並發尿路結石。

目前多用秋水仙鹼、消炎痛、保泰松等藥物治療。對飲食的控制和調整也是十分重要的。

◇飲食療法以攝取充足的鹼性食物為宜

食物在體內代謝後的產物是鹼性的就稱為鹼性食物，如白菜、芹菜、花菜、黃瓜、南瓜、茄子、蘿蔔、胡蘿蔔、蕃茄、馬鈴薯、竹筍、萵苣、洋葱、桃梨、杏、栗、柑桔、香蕉、蘋果、櫻桃、葡萄、鹹梅、釀造醋、海藻等均可食用。

但如菠菜、蘼茹、黃豆等雖然也屬鹼性食物，但因其含黃嘌呤較多，不宜痛風病人食用。動物性食物在體內代謝產物是酸性的，亦不宜食用。

人體實驗證明，吃了酸性食物後，尿的pH值大致在五・〇左右，而尿酸在酸性液中易發生沈積而加重病情；而吃了鹼性食品後，尿的pH值大致在六・五左右，使酸度低的尿接近中性，且尿酸在鹼性液中易溶解並排出體外。

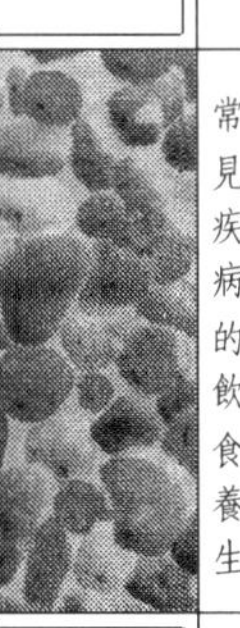

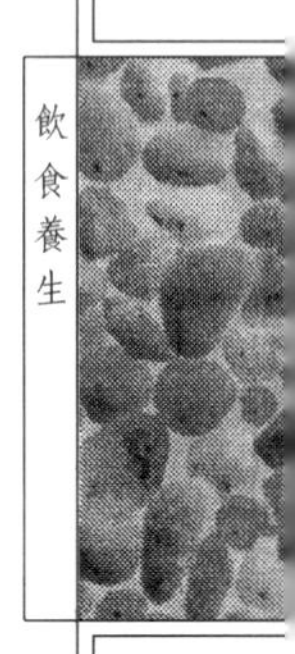

◇飲食調整有宜忌之分

痛風患者的飲食控制和調整除了要求攝取鹼性食品外，還須注意：

節制含嘌呤多的食品　含嘌呤多的食品會加快嘌呤代謝，加重病情，所以飲食要盡量節制此類食物如：豬肉、羊肉、牛肉、動物的肝、腎等內臟，鴨、鵝、火雞、鯉魚、沙丁魚、比目魚、鷓鴣、鴿肉、貝類、蛤、蟹、蝦等各種肉及湯、雞湯以及菠菜，龍鬚菜、碗豆、扁豆及其他豆類、香蕈、冬茹等食物，均含有較豐富的嘌呤，都應忌食。

增加飲水量　其目的是增加排尿量，促進尿酸排泄，防止形成尿酸結石。一般飲水量每日約2000ml左右。

禁刺激性食物　酗酒常常可以引起痛風急性發作，出現關節紅腫和劇烈疼痛。同時，也不宜飲茶、咖啡及強烈的調味品、辛辣食品，因這些食品均可興奮神經系統而誘發痛風急性發作。

掌握一般飲食譜　痛風病人每天膳食內容應包括牛奶250g，雞蛋2～

3個，蔬菜500～750g，糧食300～400g，水果1～2個，烹調用油全天不超過25g。休息或兼有肥胖病者，糧食應減至200～250g。

◆食療驗方可以輔助治療痛風

採用飲食治療，應注意飲食的種類、特性、酸鹼性等同時要注意配合藥物治療。一般而言，痛風患者急性發作期以藥物治療為主，相對緩解期則以飲食調理為主，一方面可以治療疾病，另一方面可以減少西藥本身的毒副作用。常用以治療痛風的食療驗方擇要介紹：

素燒馬鈴薯　馬鈴薯200g，食油，醬油各10g，鹽5g，葱、薑各2g。馬鈴薯去皮切成滾刀塊，油鍋熬熱後先煸葱、薑，再下馬鈴薯煸炒，並放入醬油、鹽，加些水，蓋鍋蓋燒至酥爛透味即成。

蘿蔔粥　新鮮白蘿蔔，洗淨切為蒲片，搗汁，每次取100ml左右，或用鮮蘿蔔適量，洗淨切碎亦可。與粳米100g，加水如常法煮成稀粥，早、晚溫服。

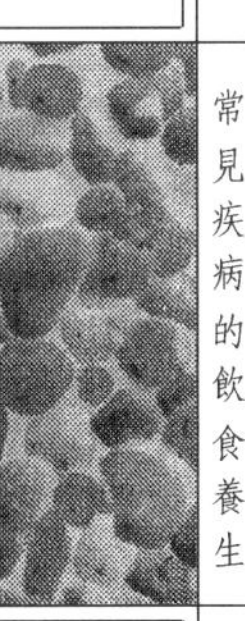

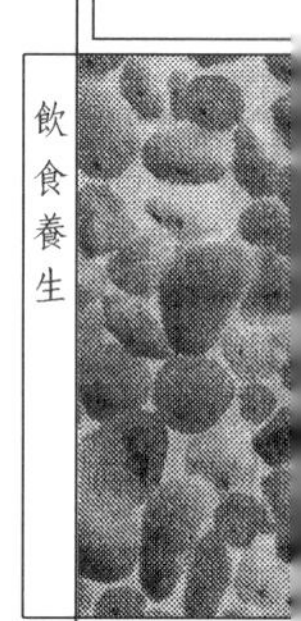

葡萄粥　鮮葡萄30g，大米50g。以米加水如常法煮粥，粥半熟不稠時，把洗淨的葡萄加入，粥熱，即可食用。

減肥者不可不知的飲食原則

◆肥胖症是一種文明病

肥胖症是一種發病率很高的疾病，經濟發達國家的居民肥胖症尤為普遍。發展中國家的居民，隨著飲食條件的逐漸改善，文明程度的升高，肥胖者也有增多的趨勢。所以肥胖症已成為經濟發達國家普遍關注的問題。

◆肥胖症中以單純性肥胖為多見

當進食熱量多於人體消耗量，而以脂肪形式儲存體內，超過標準體重20%時則稱為肥胖症。據近代測定，三十歲左右正常人體脂肪總量，男性占15％、女性占22％體重，如男性超過25％，女性超過30～35％時即為肥胖。

肥胖症又可分為內分泌失調等原因造成的繼發性肥胖和營養失調造成的單純性肥胖，其中以單純性肥胖為多見。

◆攝食過多是造成肥胖的主要原因

單純性肥胖的主要原因是攝食過多，造成營養過剩，加之活動量不足，熱能不能正常消耗而轉化為脂肪，積存在體內。尤以中年以後，如多飲啤酒多進高脂肪、高糖類、高熱量食物、多食甜品、零食、乳製品等尤易發生。不少患者由於骨折、肺結核、慢性肝炎而臥床數月後常發生肥胖。

◆中重度肥胖危害嚴重

肥胖可始於任何年齡，有自幼肥胖者，有從20～30歲或40～50歲後開始者，但多見於40～50歲的中壯年，尤其女性為多。

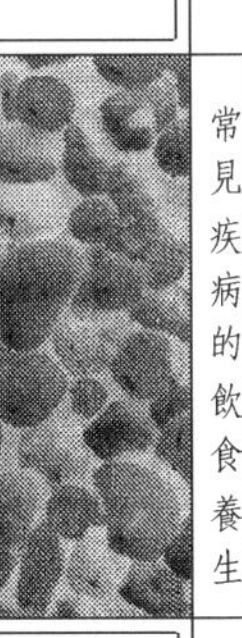

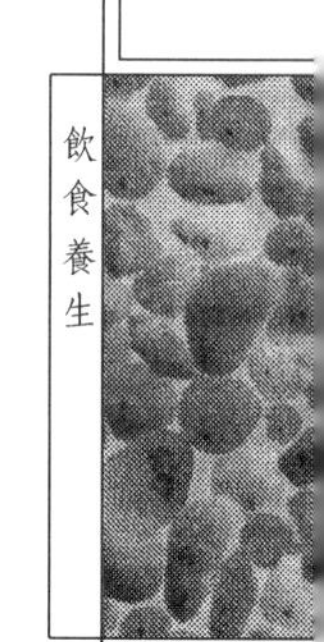

以每個人的身高公分數減去105即為其標準體重的公斤數，若體重超過標準體重約30～34％為輕度肥胖，超過標準體重35～45％為中度肥胖，超過50％則為重度肥胖。

輕度肥胖者可無症狀，而中重度肥胖則會出現疲乏、心悸、氣短、耐力差，且容易發生糖尿病、動脈粥樣硬化、高血壓、冠心病、肝臟脂肪病變等較嚴重的疾病。

◆防治肥胖應以調整飲食結構為主

防治肥胖症必須強調適當限制進食量，特別是高脂肪、高糖類和高卡路里的飲食，調整飲食後，並經常進行適量體力勞動和鍛鍊，而不能依靠藥物，長期服藥不免發生副作用，且未必能持久見效。減肥的具體方案可視情形需要而異。

輕度肥胖者　僅需限制脂肪、醣類和總熱卡。平時適當限制零食、糕點和啤酒等，使總熱量稍低於消耗量，多作體力勞動和體育鍛鍊，每半月

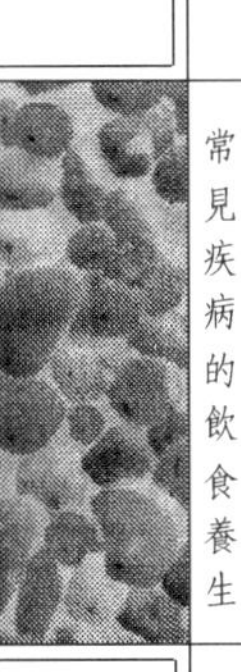

至一月秤重一次，如能使體重每月減輕500～1000g，而漸漸達到正常標準為度，不必採用藥物治療。

中重度肥胖 如食欲旺盛不能自制，同時又因肥胖不易堅持體力活動者，應更嚴格限制進食量，調整每天飲食。在限制高脂肪、高糖類食品及甜品、啤酒等同時，應及時補充富含蛋白質的食物如瘦肉、雞蛋、魚類、黃豆及豆製品等。

最好能每天供給100g左右蛋白質食物；並多吃蔬菜和水果，以維持一定的飽腹感，和供給充足的無機鹽和維生素；亦可吃帶酸味的食品，如酸梅、杏干、山楂片等，幫助消食減肥。

◇治療肥胖的有效飲食

歷代醫家經過長期的篩選和臨床驗證，總結了一些治療肥胖的食療方．用之效果顯著，現介紹如下：

三花減肥茶 玫瑰花、玳玳花、茉莉花乾品各等分，每日各用10g，分二～三次泡茶飲用，最後用保溫杯泡，不僅茶味清淡，而且氣味芬芳，有利於減食消脂。

赤豆白茯苓粥 赤豆10g，白茯苓12g，粳米30g。白茯苓研細，先將赤豆、粳米同煮，煮沸後，以白茯苓粉調入，再熬成稠粥食用，一日服一次，或隔日一次。不僅有減肥之效，而且常食無弊。

素燒冬瓜 冬瓜230g，素油25g，冬瓜去皮放入熱油鍋內煸炒。稍軟時，加入精鹽，倒入適量水，加蓋，燒至酥爛後，調味，即可食用，是減肥佳餚。

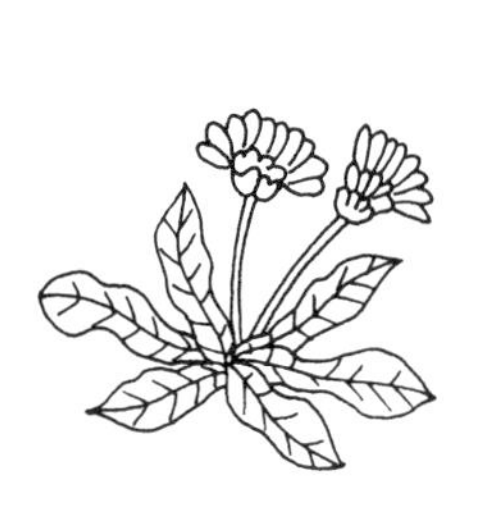

註：

①**水谷之海**

胃主受納和腐熟水谷（即消化飲食），由於胃受納飲食，故又有「五谷之腑」或「太倉」之稱。

②**疔**

又稱為「疔瘡」。外科常見病之一。因其堅硬而根深，形如釘狀，故名。多因火熱之毒蓄結所致。疔的名稱很多，常以發病部位及症狀而定名，如面疔、指疔、足疔、爛疔、紅絲疔、疫疔等。臨床表現：初起形如粟粒，上有白色膿頭，形雖小而根深，腫硬如釘著骨，疼痛劇烈，來勢其凶，易擴散而走黃。

③**癰**

凡腫瘍表現為紅腫高起，焮熱疼痛，周圍界限清楚，在未成膿之前無瘡頭而易消散，已成膿易潰破，潰後膿液稠粘，瘡口易斂的，都稱為「癰」。癰即氣血受毒邪所固而壅塞不通之意，屬陽證，初起常伴有實

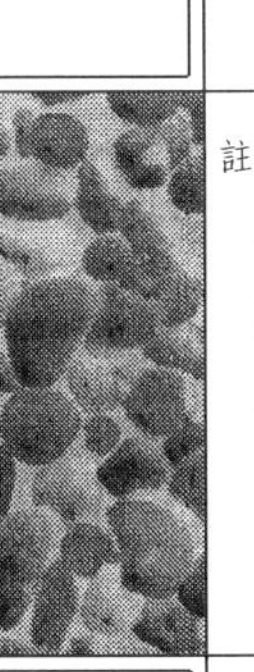

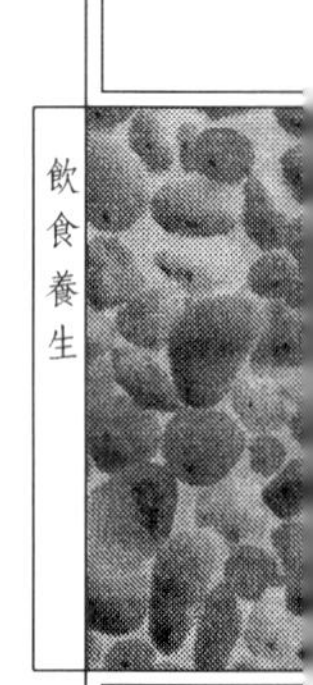

熱證候，如身熱、口渴、便秘、尿赤、舌紅苔黃、脈洪數有力等。分「外癰」、「內癰」兩大類。

④**痄腮**

又名「腮腫」，或叫「含腮瘡」，也有稱為「蝦蟆瘟」。感受溫毒病邪後，腸胃積熱與肝膽鬱火壅阻於少陽經絡所致，冬、春季常見流行，以學齡兒童發病較多。主要症狀為一側或先後在兩側腮腺部位腫脹，邊緣不清，按之有柔韌感，並有疼痛和壓痛。本病即流行性腮腺炎。

⑤**解表**

即汗法。汗法能解除在表之邪，故稱。

⑥**骨蒸**

「骨」表示深層之意；「蒸」是熏蒸之意。形容陰虛潮熱的熱氣自裡透發而出，故名。這種熱型，每兼盜汗，是肺癆病的主症之一。有「骨蒸癆熱」之稱。

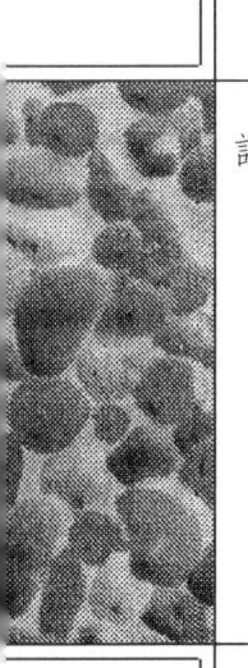

⑦**癤**

指皮膚上紅、腫、熱、痛、根淺的小結節，是由於內蘊熱毒，或外觸暑熱之邪而發。多發生於夏秋季節。結節初起較硬、圓形，腫勢局限，易消，易潰，數天後化膿，排出膿頭而癒。癤是急性化膿性毛囊和毛囊周圍炎症。

⑧**通陽**

是治療陽氣阻遏或陽氣衰微的方法。如：⑴通陽散結，豁痰下氣：如胸痹症胸中陽氣為寒氣所阻，症見胸背痛、氣喘咳嗽、呼吸氣短或喘悶、舌苔白膩潤滑、脈沉弦或緊。用瓜蔞薤白白酒湯（全瓜蔞、薤白、白酒），使胸陽宣通，胸痛短氣自癒（本方加丹參、赤芍、當歸、桂枝、鬱金等行氣活血藥，可治療冠狀動脈粥樣硬化性心臟病的心絞痛等。這是活血理氣，通陽化濁）。⑵清熱利濕，開肺通陽：如濕溫病初起，胸悶不飢，是濕邪閉塞胸中陽氣流行的通路，用三仁湯（杏仁、飛滑石、白通草、竹葉、厚朴、生苡仁、半夏、白蔻仁）治療。方中祛濕藥與芳

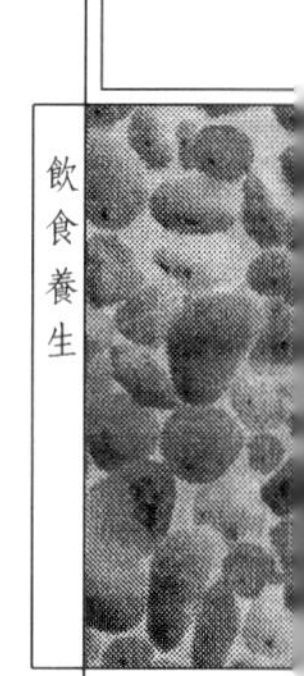

香理氣藥、清熱藥同用，輕開上焦肺氣，以疏通胸中陽氣。⑶陽氣衰微，陰寒內盛，而脈微欲絕，用通脈四逆湯以溫通陽氣，也屬於「通陽」一類。

⑨溫中散寒

是治療脾胃陽虛出現裡寒症候的方法。例如：⑴脾胃陽虛，食物不消化，嘔吐清水，大便水瀉，舌淡苔白，脈象沉細。用理中湯（黨參、乾薑、白朮、炙甘草）。⑵若胃部脹滿冷痛，受涼飲冷就加重，嘔吐清水，或食後久而吐出，苔白滑，脈沉細無力。是胃寒較重，用熟附子、乾薑、吳茱萸、高良薑、沉香等（後一法又稱「煖胃」法）。

⑩消食化滯（消食導滯）

是消除食滯恢復脾胃運化功能的方法。⑴消食導滯：適用於傷食初起，而有脘腹脹悶，噯出食物腐臭氣味，有時腹痛或嘔吐泄瀉，舌苔厚膩而黃，脈滑。用保和丸（山楂、神曲、半夏、茯苓、陳皮、連翹、萊菔子）。⑵「消補兼施」：消導藥與補脾胃藥同用。適用於脾胃虛而有食物不消化、脘腹脹悶、大便稀薄、舌苔黃膩、脈弱無力等症。用健脾丸（白朮、白茯苓、黨參、甘草、木香、黃連、神曲、陳皮、麥芽、砂仁、山楂、肉豆蔻、山藥）。

⑪陰虛火旺

指陰精虧損而致虛火亢盛的病理變化。主要表現為性慾亢進、煩躁易怒、兩顴潮紅、口乾、咳血等。

⑫濕痹

又稱「着痹」。痹症類型之一。臨床表現為肌膚痲木，關節重着，腫痛處固定不移。病因風寒濕三邪中以濕邪偏勝，濕性粘膩滯着所致。故〈素問・痹論〉說：「濕氣勝者，為着痹也。」

⑬祛風

是利用藥物疏散風邪的作用，以疏散經絡、肌肉、關節間留滯的風邪的方法。風有外風、內風的區別。內風應平熄，外風應祛散。祛風法適宜於外風。分為「祛風除濕」、「疏風泄熱」、「祛風養血」、「搜風逐

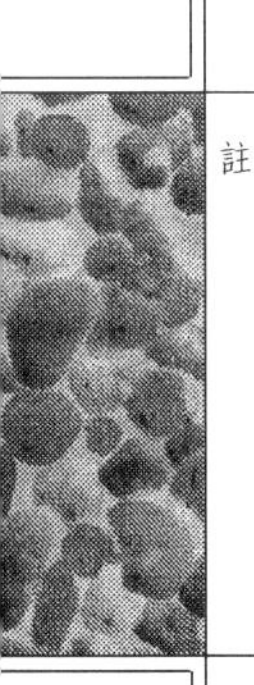

註

寒」等法。

⑭ **癭**

又叫「癭氣」，俗稱大脖子，屬甲狀腺腫大的一類疾病。多因為鬱怒憂思過度，肝失條達，痰氣凝結於頸部，或與生活地區及飲水有關。根據其形狀和性質的不同，分為肉癭、筋癭、血癭、氣癭、石癭等五種。

⑮ **瘰癧**

語出〈靈樞・寒熱篇〉。主要指頸部淋巴結結核。又名「癧子頸」、「頸癧」，或「鼠瘡」。小者為「瘰」，大者為「癧」。多發於頸項及耳的前後，病變可限於一側，也可兩側同時發生，也有延及頷下、胸鎖乳突肌前後和腋下等處的。以其形狀累累如珠，歷歷可數，故名。病因肺腎陰虛，虛火內灼成痰，痰火結於頸項所致。多見於體弱的兒童。臨床表現：初起一個或數個大小如豆粒的結塊，以後漸大。其數增多，連接三、五個，甚至十餘個。皮色不變，按之堅硬，推之能動，不作寒熱，也不覺痛，日久微覺疼痛，結塊互相粘連成片，其塊按之不動；將潰時皮色漸紅，質地較軟，破潰後膿稀薄如痰，或如豆汗，久不收口，可形成竇道或瘻管，故又名「鼠瘻」。

⑯聤耳

凡耳內紅腫焮熱，鼓膜潰破，耳道出膿的稱為膿耳，膿水呈黃色者叫「聤耳」，白色者叫「纏耳」，多因肝經火熱引起。患者有耳竅突發疼痛，聽力減退，並伴有周身寒熱、脈象弦滑而數等症狀。本病多發生於小兒。類似急性中耳炎。

⑰痞

是胸腹間氣機阻塞不舒的一種自覺症狀。有因邪熱壅聚的，有因氣虛氣滯的。若兼有脹滿感覺的，則稱為「痞滿」。邪熱阻滯在上焦，胸部痞塞的稱「胸痞」。若夾有痰濕，胸痞程度較甚，如有物堵住的，稱為「胸中痞硬」。邪熱阻滯在胃脘部，按之軟而不痛的，稱為「心下痞」；若按之有抵抗感的，是邪熱與胃中停水相阻，稱為「心下痞硬」。急慢性胃腸炎、消化不良，常可出現這類症狀。

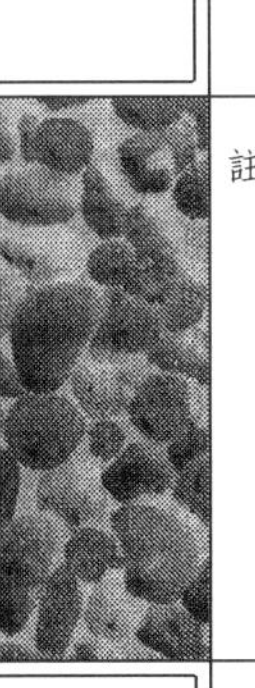

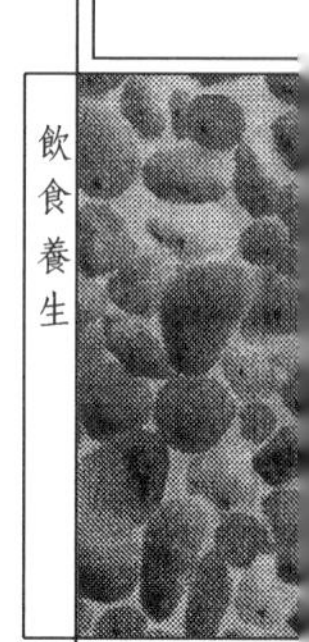

⑱噯氣

又稱「噫氣」。〈景岳全書・雜證謨〉：「噫者，飽食之息，即噯氣也……」。多因肝胃不和或飽食、胃氣阻鬱所致。其症狀為胃中似有氣上冒，微有聲響，但與頻頻作呃的呃逆不同。

⑲痰濕

濕濁內停日久而產生的痰。又稱「濕痰」或「痰濁」。病因脾虛不能運化水濕，不能正常輸布津液，於是停聚而成「內濕」，積留而成為「痰飲」。臨床表現為痰多而稀白，胸悶或噁心，喘咳，舌體胖而苔滑膩等。

⑳癥瘕積聚

癥瘕和積聚，都是腹內積塊、或脹或痛的一種病症。癥和積是有形的，而且固定不移，痛有定處，病在臟，屬血分；瘕和聚是無形的，聚散無常，痛無定處，病在腑，屬氣分。積聚中焦病變為多，癥瘕下焦病變及婦科疾患為多，因而有不同的名稱。癥瘕積聚的發生，多因情志抑鬱、飲食內傷等，致使肝脾受傷，臟腑失和，氣機阻滯，瘀血內停，日久漸積而成。而正氣不足，更是本病發生的主要原因。

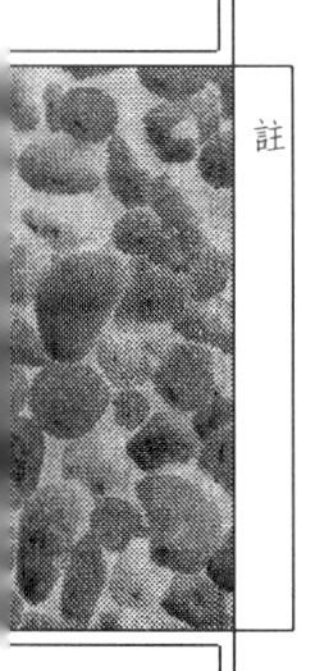
註

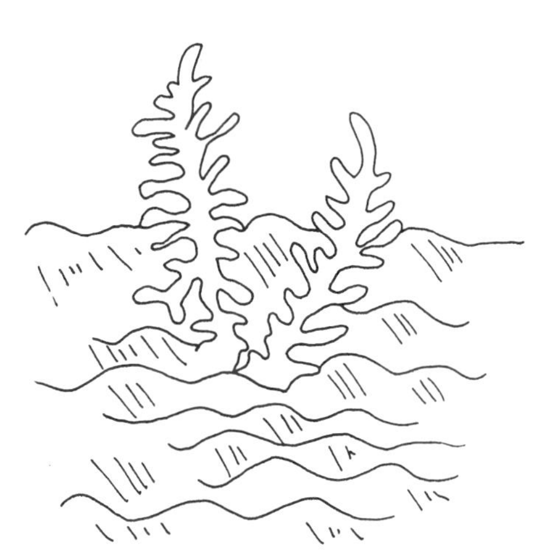

國家圖書館出版品預行編目資料

會吃是學問／羅晶、夏毅、張莉作
－－第一版－－ 台北市：知青頻道出版；
紅螞蟻圖書發行，2008.07
面　　公分.－－（健康IQ；30）
ISBN 978-986-6643-23-1 (平裝)

1.食療 2.飲食 3.養生
418.91　　　　　97010821

健康 IQ 30
會吃是學問
總 策 劃／周亞菲
作　　者／羅晶、夏毅、張莉
美術構成／林美琪
校　　對／周英嬌
發 行 人／賴秀珍
榮譽總監／張錦基
總 編 輯／何南輝
出　　版／知青頻道出版有限公司
發　　行／紅螞蟻圖書有限公司
地　　址／台北市內湖區舊宗路二段121巷28號4F
網　　站／www.e-redant.com
郵撥帳號／1604621-1　紅螞蟻圖書有限公司
電　　話／(02)2795-3656（代表號）
傳　　眞／(02)2795-4100
登 記 證／局版北市業字第796號
數位閱聽／www.onlinebook.com
港澳總經銷／和平圖書有限公司
地　　址／香港柴灣嘉業街12號百樂門大廈17F
電　　話／(852)2804-6687
新馬總經銷／諾文文化事業私人有限公司
新 加 坡／TEL:(65)6462-6141　FAX:(65)6469-4043
馬來西亞／TEL:(603)9179-6333　FAX:(603)9179-6060
法律顧問／許晏賓律師
印 刷 廠／鴻運彩色印刷有限公司
出版日期／2008年 7 月　第一版第一刷

定價 220 元　港幣 73 元

ISBN 978-986-6643-23-1　　Printed in Taiwan